SAT NAM
VOCÊ É SEU PRÓPRIO GURU

SAT NAM
VOCÊ É SEU PRÓPRIO GURU

A renúncia a uma carreira em Wall Street e a superação da dor crônica com Kundalini Yoga para viver com propósito.

Daniela Mattos
INSTRUTORA DE KUNDALINI YOGA CERTIFICADA PELO
KUNDALINI YOGA INSTITUTE (KRI)

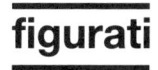

SÃO PAULO, 2021

SAT NAM - Você é seu próprio guru

Copyright © 2021 by Novo Século Editora Ltda.

Copyright © 2021 by Daniela Mattos

Todos os ensinamentos, yoga sets, técnicas, kriyas e meditações são cortesia do The Teachings of Yogi Bhajan. Impresso com permissão. Duplicação não autorizada é uma violação das leis adequadas. Todos os direitos reservados. Nenhuma parte desses ensinamentos deve ou pode ser reproduzida ou transmitida em qualquer formato ou meios, eletrônicos ou mecânicos, incluindo fotocópias e gravações. Para pedir permissão escreva para o KRI no POBox 1819, Santa Cruz, NM 87567 ou www.kriteachings.org

DIRETOR EDITORIAL: Luiz Vasconcelos

COORDENAÇÃO EDITORIAL: Stéfano Stella

PREPARAÇÃO: Cínthia Zagatto

REVISÃO: Daniela Georgeto e Fabricia Carpinelli

CAPA E DIAGRAMAÇÃO: Plinio Ricca

ILUSTRAÇÕES: Estevão Mattos

ILUSTRAÇÃO DE CAPA: Paula Cortinovis

PROJETO GRÁFICO: Plinio Ricca e Stéfano Stella

Texto de acordo com as normas do Novo Acordo Ortográfico da Língua Portuguesa (1990), em vigor desde 1º de janeiro de 2009.

Dados Internacionais de Catalogação na Publicação (CIP)

Mattos, Daniela

Sat Nam : você é seu próprio guru : a renúncia a uma carreira em Wall Street e a superação da dor crônica com Kundalini Yoga para viver com propósito. / Daniela Mattos ; ilustrações de Estevão Mattos. -- Barueri, SP : Novo Século Editora, 2021.

176 p. : il.

1. Saúde e bem-estar 2. Ioga 3. Kundalini 4. Meditação I. Título II. Mattos, Estevão

21-1148   CDD-294.54

Índice para catálogo sistemático:
1. Saúde e bem-estar : Kundalini Yoga

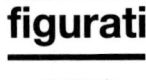

Grupo Novo Século
Alameda Araguaia, 2190 – Bloco A – 11ª andar – Conjunto 1111
CEP 06455-000 – Alphaville Industrial, Barueri – SP – Brasil
Tel.: (11) 3699-7107 | E-mail: atendimento@gruponovoseculo.com.br
www.gruponovoseculo.com.br

Sat Nam, em Gurmukhi, significa:
verdade (Sat) e nome (Nam).
Juntos formam a tradução:
"Verdade é a minha Identidade",
ou "Verdade é a minha Essência".

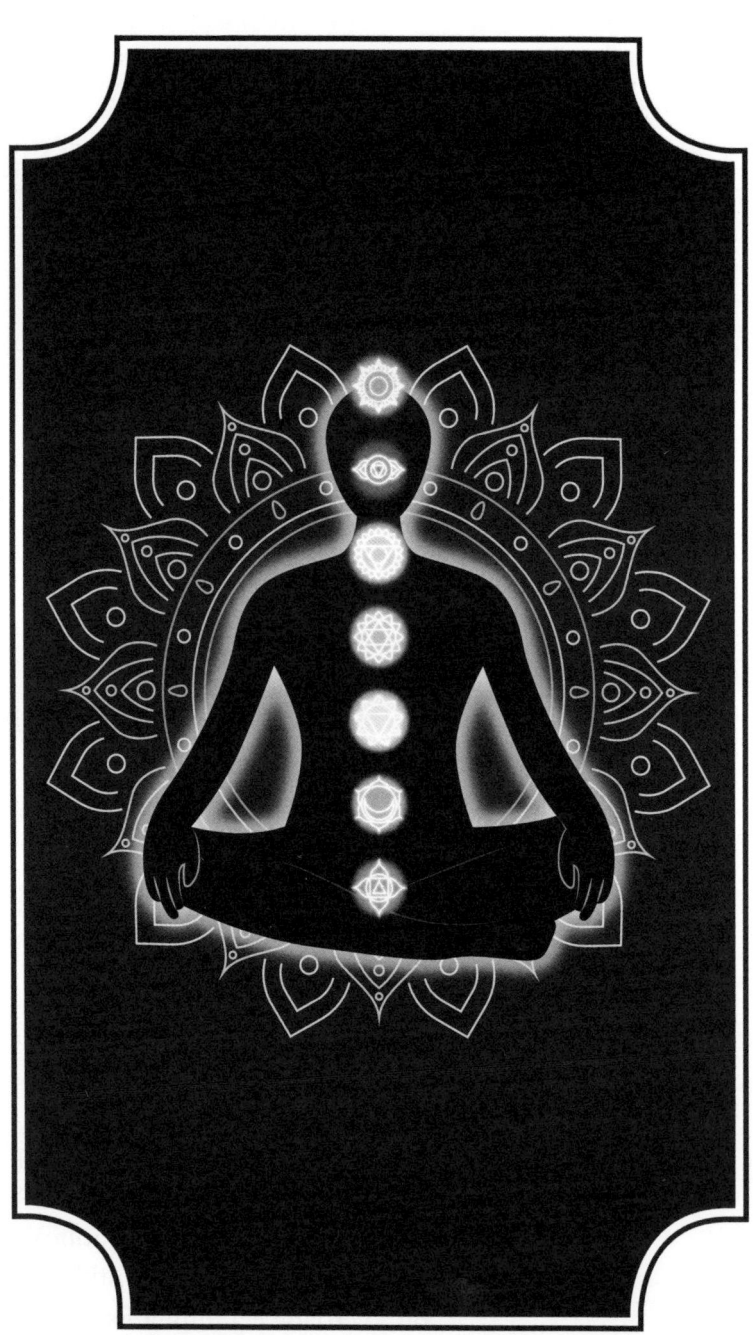

5 Sutras da Era de Aquário[1]:

1. Reconheça que a outra pessoa é você.
2. Quando o tempo estiver pressionando, comece uma ação e a pressão irá embora.
3. Vibre com o Cosmos. O Cosmos irá limpar seu caminho.
4. Existe uma saída para cada bloqueio.
5. Compreenda por meio da compaixão ou interpretará mal os tempos.

---

[1] Professor Aquariano™ KRI Nível 1 – Formação de Instrutores.

Para Isabela e Mateo.
Com amor,
Mamãe

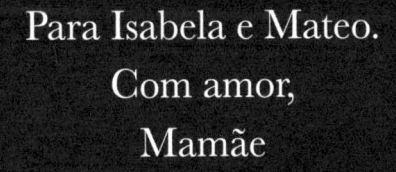

Marko, obrigada por acreditar em mim.
Com amor,
Daniela

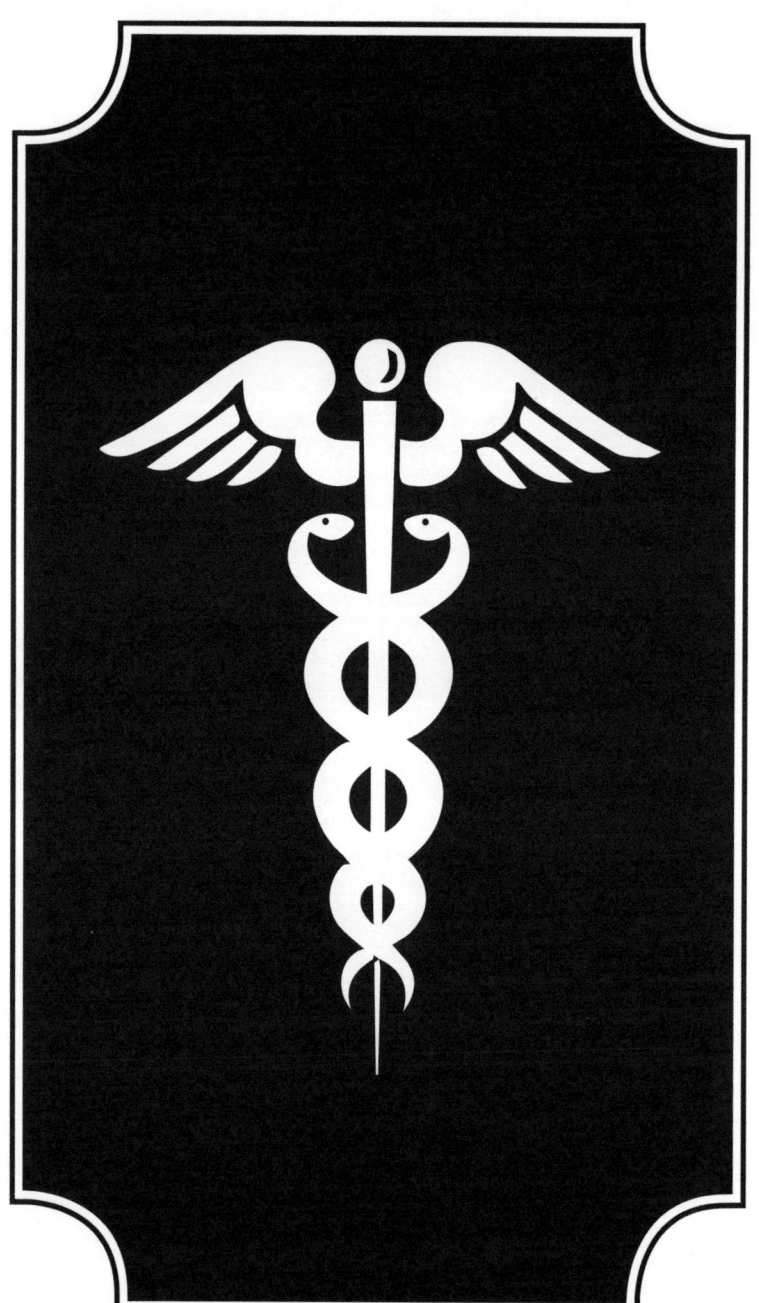

ÍNDICE

Prefácio 15
Agradecimentos 23

Primeira parte: Minha história
1. Introdução 25
2. Sobre mim e minha dor crônica 27
3. Como descobri Kundalini Yoga 40
4. O que são Energia Kundalini e Kundalini Yoga 47
5. Como Kundalini Yoga vai te ajudar 53
6. Kundalini Yoga e siquismo 65
7. Kundalini Yoga e proteína animal 68
8. Kundalini Yoga e nome espiritual 73

Segunda parte: Como usar este manual
1. O que este manual contém 77
2. Meditação e meditação prescritiva 78
3. Atestado médico 80
4. Praticar Kundalini Yoga é perigoso? 81
5. Como iniciar a prática de Kundalini Yoga 82
6. Minutos de meditação e Sadhana 84
7. Antes de iniciar os exercícios 86

Terceira parte: Manual de meditações e kriyas para viver bem
1. Se você sente, você transcende! 87
    Kirtan Kriya – nos carregando pela Era de Aquário 89
    Sat Kriya – o kriya essencial de Kundalini Yoga 95
    Respiração, respiração de fogo e Erradicador de Ego 100
    Série matinal para despertar 107

2. Sinta a tranquilidade dentro de você 112
3. Supere medos e barreiras invisíveis 120
4. Atraia coisas boas, por que não? 125
5. Vença a dor crônica: liberte-se da raiva e do ressentimento 130
6. De dentro para fora: superando a depressão 138
7. Boa noite e durma bem! 141
8. Mente sã, corpo são: metabolismo, boa alimentação e sistema imunológico 145
9. Crie sua própria realidade, com propósito e prosperidade 149
   Limpando o seu corpo sutil 150
   Meditação da prosperidade II 151
10. A mais valiosa e poderosa kriya de toda yoga 153
11. Covid-19 e Kundalini Yoga: preparando-se para uma pandemia 157

Quarta parte: Finalizando
Palavras finais 169
Biografia 173

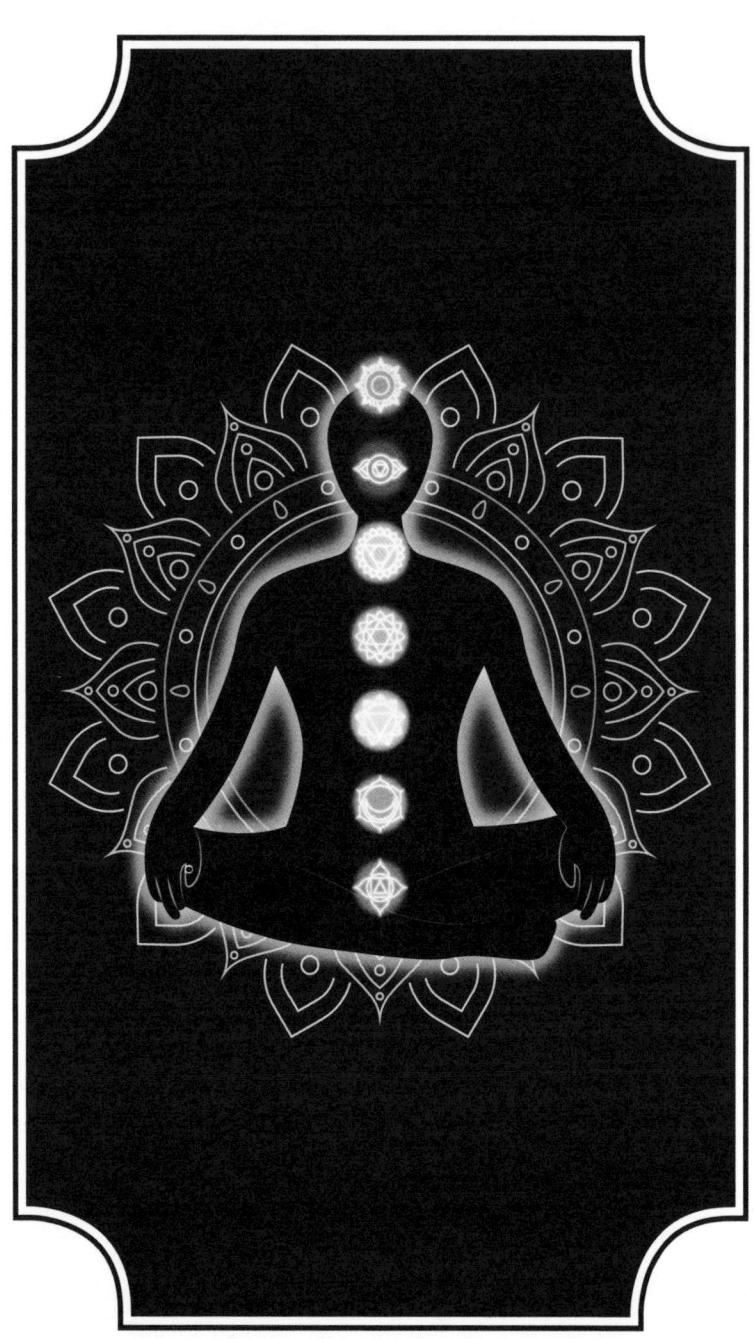

PREFÁCIO

Eu escrevi este livro porque quero ajudar outras pessoas. A minha jornada de autocura foi longa até encontrar Kundalini Yoga e sinto, do fundo do meu coração, que essa prática pertence a toda a humanidade, por isso estou compartilhando a minha experiência. Mas, antes de você ler meu livro, eu gostaria de dividir alguns acontecimentos que mexeram com a comunidade de Kundalini Yoga no mundo todo. Eu acho importante para você, leitor, saber como vejo tudo o que aconteceu desde o começo.

A nova fase para a comunidade de Kundalini Yoga, na minha opinião, inicia-se a partir do lançamento do livro Premka – White Bird in a Golden Cage. Esse livro foi lançado no dia 8 de janeiro de 2020 e acredito que muitas águas ainda vão rolar. Eu sempre disse que a década de 2020 seria a culminação da Era de Aquário. Pois bem, mal acabamos o segundo mês dela e não acho mais isso, eu tenho certeza. Acredito também que, se nós, da comunidade de Kundalini Yoga, achávamos que não teríamos que refletir, aprender e evoluir durante a Era de Aquário, estávamos bem enganados.

Fiquei assustada quando escutei falar desse livro e das denúncias de abusos sexuais e ações criminosas cometidos por Yogi Bhajan. Resisti por alguns dias, porém, sabendo da minha responsabilidade como professora de Kundalini Yoga, comprei o livro. Logo antes de iniciar a leitura, pensei: *qual a pior coisa que pode acontecer se eu ler esse livro?*

Refleti e meditei bastante com essa questão em mente. A conclusão a que cheguei foi que tentaria ao máximo dar enfoque aos ensinamentos de Kundalini Yoga, considerando sua eficiência e funcionalidade. E não acredito nisso porque alguém me falou, mas porque experienciei e experiencio os benefícios em mim mesma.

Li o livro todo em dois dias. Eu acredito na Pamela (Premka), me solidarizo e acredito que ela sofreu muito durante os mais de 16 anos no círculo de convívio de Yogi Bhajan. Na obra, ela relata que se culpava por parte dos acontecimentos, como se não devesse ter dado tanto do seu próprio poder para outra pessoa. Mas gostaria de dizer à Pamela que ela não pode carregar essa responsabilidade. Estamos falando do período de 1968 a 1984 e, naquela época, as mulheres não eram empoderadas como hoje.

Estou inconformada e desapontada com o comportamento de Yogi Bhajan. Nada justifica suas atitudes. Após a publicação, várias outras mulheres estão vindo a público falar dos abusos que sofreram décadas atrás. Já chorei muito e acredito que vou chorar mais vezes. Choro porque não consigo entender como alguém pode ter atitudes tão repudiáveis. Choro de raiva. Choro de ódio. Choro de dor e pela dor dessas mulheres.

Entretanto, minha experiência de vida já me ensinou que não posso ficar assim. Não posso carregar essa raiva. Não sou eu quem vai carregar o Karma das ações dele e, se eu concentrar essa raiva e esse ódio dentro de mim, vou sentir as consequências no meu próprio corpo. Então, quando esses sentimentos se tornam muito intensos, lembro-me de que a Lei Universal do Karma tomará conta de tudo isso e tento me conectar com a minha essência. Kundalini Yoga me salvou. Nunca irei diminuir a importância e a relevância de seus ensinamentos. A minha dor nas costas, que quase me paralisou, era causada pela raiva que eu carregava dentro de mim. Com a prática de Kundalini Yoga, consegui integrar todas as partes do meu ser: corpo, mente e alma. Isso tudo fez com que a minha dor nas costas se dissolvesse.

Desde então, nunca parei de praticar Kundalini Yoga e experienciar os benefícios dessa prática cada dia mais. Ensino Kundalini Yoga por perceber que ela depende apenas de quem pratica. Cada um é o verdadeiro responsável por fazer os efeitos de Kundalini Yoga serem reais, com comprometimento e dedicação.

Minha percepção sobre Yogi Bhajan começou a ser formada quando pratiquei Kundalini Yoga pela primeira vez no estúdio Golden Bridge, na cidade de Nova York. Não o conheci como pessoa. Sou da geração de professores que criaram uma imagem do Yogi Bhajan com base em histórias, vídeos e livros. A personalidade forte do Yogi Bhajan é facilmente visível.

Como tudo neste mundo, desde o início, houve pessoas que gostaram dele e outras não. Por que eu falo isso? Acredito que o maior erro da comunidade como um todo, cometido principalmente por aqueles que gostavam dele, foi o de ter colocado Yogi Bhajan em um pedestal, como um Guru acima de todos nós, seres humanos. Essa tendência vem do fato de sermos da Era de Peixes, e logo vou explicar melhor o que isso significa.

O próprio Yogi Bhajan falava muitas vezes: "Você é seu próprio Guru". Se ele dizia isso sem intenção verdadeira, se era só da boca para fora, eu não sei responder. Mas também acho que não importa mais. O livro da Pamela e todas as denúncias que vêm surgindo marcam essa nova era dentro da comunidade de Kundalini Yoga. De certa forma, muitos de nós fomos ingênuos – e me incluo nesta lista – em acreditar que iríamos passar pela Era de Aquário sem uma polarização extrema, sem a queda do sistema patriarcal. O que está acontecendo – e o fato de estarmos vivendo isso – faz parte da evolução, que muitas vezes é dolorida.

Nas primeiras semanas desse acontecimento, tomei consciência de alguns pontos:

1. Somos mais fortes do que imaginamos

Admito que, no primeiro momento, não queria ler o livro. Não queria lidar com a dualidade, pois não sabia se iria conseguir. Mas, dentro de mim, tinha consciência de que precisava fazer isso. Para os professores que ainda não leram o livro ou as notícias sobre novas denúncias, recomendo que vocês também o façam. Vocês precisam encarar os erros de Yogi Bhajan. Além disso, devem resgatar a força para compreender que os efeitos de Kundalini Yoga estão dentro de si e dependem apenas de você.

2. Devemos compaixão incondicional às vítimas

Se você não quer acreditar que a Pamela e as outras vítimas sofreram abusos, compreenda apenas que elas possuem feridas profundas. Nós precisamos ter compaixão para que elas possam finalmente amenizar essas feridas. Se você está com raiva por elas terem falado essas coisas de Yogi Bhajan, tenha compaixão de si mesmo primeiro. Tente entender por que você está se sentindo assim. A resposta desse sentimento negativo em relação a elas é um reflexo de algo que está dentro de você.

3. É importante reverenciar a minha essência

ONG NAMO GURU DEV NAMO (Eu reverencio a Sabedoria Infinita dentro de mim). Eu sou minha própria Guru e sempre serei a única Guru que vou reverenciar. A conexão com a minha essência é a única certeza que tenho. Como professora, minha obrigação é lembrar às pessoas que participam das minhas aulas que elas próprias são o Mestre ou a Mestra que buscam. Cada pessoa é responsável por sua própria evolução.

4. A essência verdadeira são os ensinamentos

Kundalini Yoga funciona. Não é a única maneira de expandir a consciência, mas é uma técnica bem eficiente. É isso que devemos passar adiante. Yogi Bhajan também dizia sempre: "Ame os ensinamentos, não a mim". Não sei dizer se, de uma forma premonitória, ele sabia que eventualmente teríamos de separá-lo de seus ensinamentos.

Falando nisso, após o lançamento do livro, ressurgiu um questionamento antigo sobre a origem dos ensinamentos de Kundalini Yoga. No treinamento do KRI, eles mencionam somente um mestre anterior a Yogi Bhajan, mas Pamela menciona outro, que coincide com um relatório lançado em 2012 de um ex-aluno que investigou esse assunto mais a fundo. Ele também cita a possibilidade de Yogi Bhajan ter criado seu próprio método de Kundalini Yoga com base no que aprendeu com dois ou três mestres de linhagens diferentes.

Além do mais, durante vários vídeos que já assisti, tive a sensação (e não fui só eu) de que Yogi Bhajan estava em transe. Desde então, sempre achei que parte do que ele ensinava era canalizado.

Por conta de tudo isso, talvez nunca saibamos exatamente de onde Kundalini Yoga veio. Esse é mais um motivo para considerarmos os efeitos e os benefícios que a prática tem sobre nós mesmos. A origem está dentro de nós.

5. Tenho a responsabilidade de ser professora

Nós, professores de Kundalini Yoga, precisamos seguir evoluindo e sempre encarar de frente a realidade que nos for apresentada. Um dos Sutras diz que existe um caminho, uma saída para todos os desafios. Yogi Bhajan também costumava falar: "Vocês terão que ser dez vezes melhores do que eu". E, na época, eu geralmente dava risada, porque pensava: *impossível! Não há maneiras de eu ser dez vezes melhor que ele. Como qualquer um de nós vai fazer isso?*

Bem, agora nós sabemos, e eu acredito que, dentro dele, ele também sabia.

A Era de Aquário está aqui e todos nós teremos de evoluir. Precisamos expandir a consciência coletiva da humanidade e, para isso, temos de nos unir. Estamos passando por um período de luto, por uma limpeza coletiva, uma purificação. Eu acredito que, quando essa fase acabar, seremos melhores do que somos hoje. Medite, chore, entre em contato com a sua essência; com o seu Eu Superior; com sua Identidade Verdadeira; com o seu Sat Nam. Eu sei que isso pode ser um processo demorado e que tem muita mudança acontecendo na comunidade de Kundalini Yoga Internacional, mas senti que tinha que contar a você, leitor deste livro, sobre esses acontecimentos. Eu sei que a minha missão é ajudar outras pessoas que estão passando por momentos difíceis, mas só você saberá o que fazer com este livro e com esta nova realidade.

Com amor, luz e Sat Nam,
Daniela Mattos

AGRADECIMENTOS

Sou eternamente grata por tudo que recebi e aprendi até aqui. Sou grata também por todas as lições que ainda estão por vir. Gratidão infinita pelos meus filhos terem me escolhido como mãe, aos meus pais, aos meus avós, ao meu irmão, ao meu marido e aos meus amigos.

Durante essa mudança de eras, nós devemos expandir nossa capacidade mental para que vá além da dualidade. Depois de um tempo do lançamento do livro da Pamela, posso dizer que ainda sou grata a Yogi Bhajan. Eu não entendo como alguém pode ter sido tão especial de um lado e tão monstruoso de outro, mas ele trouxe estes ensinamentos para o ocidente. Uma aluna indiana de Kundalini Yoga, certa vez, disse a uma professora de um grupo ao qual eu pertenço: "Nunca, na Índia, minha mãe e avó iriam imaginar que eu iria aprender Kundalini Yoga com uma mulher". Isso me fez pensar muito e refletir que, sim, apesar de tudo, eu sou grata a ele.

Sou grata à Pamela por ter tido a coragem de delatar tudo o que ela sofreu, pois essas acusações me tornaram uma verdadeira professora aquariana. Ela me ajudou a me tornar minha própria Guru e desfez um aspecto pisciano dentro de mim que precisava ser desfeito para que eu continuasse crescendo.

Também agradeço aos meus professores, não só de Kundalini Yoga, mas também de Reiki e astrologia, Gurmukh, Gurushabd, Guru Dharan, Siri Sat Kaur, Agochar Kaur, Crystal Randhir Priya, Rebecca Gordon, Brian Brunius, Jarrod Meyer e Siri Neel Kaur, por toda a sabedoria que compartilharam comigo.

PRIMEIRA PARTE: MINHA HISTÓRIA

1. Introdução

A ideia de escrever este livro surgiu assim, de um minuto a outro, vendo no Facebook uma colega que publicou um e-book. Na hora, me veio um pensamento: você também pode fazer isso. Já fazia um tempo que eu queria compartilhar a minha história e a forma como lido com os desafios dos dias de hoje, mas ainda não sabia como escrever tudo isso de forma coerente e já tinha deixado a ideia de lado. Mas, enquanto observava a rede social da minha amiga, imediatamente eu soube qual seria a estrutura completa do livro. Veio com tantos detalhes e fez tanto sentido que, naquela hora, eu escrevi o nome de todos os capítulos deste livro. Eu soube exatamente como iria fazer.

Na vida moderna, está cada vez mais difícil manter a tranquilidade, e eu sei que só dou conta por causa dos ensinamentos de Kundalini Yoga. Sei que estou conseguindo viver bem e ter uma vida com propósito em decorrência de seus ensinamentos, e sou muito grata, pois eles mudaram a minha vida completamente.

Desde que eu decidi que não iria voltar a trabalhar em Wall Street, em junho de 2018, entendi que o meu caminho, o meu Dharma, incluía, em parte, ensinar Kundalini Yoga. A pergunta no início era: de que maneira eu vou ensinar? Já de cara, entendi que não seria somente com aulas presenciais, o que não faz sentido nos dias de hoje. Mas demorei cerca de um ano para entender que, mesmo morando em Nova York por quase duas décadas e dando aulas em um estúdio no Upper East Side, o meu foco seria o Brasil.

A ideia começou pequenininha, mas hoje tenho uma clareza do que devo fazer. Ainda não sei como tudo isso irá acontecer; eu não sei qual será meu trigésimo quinto passo neste processo, mas sempre sei o próximo. E saber o próximo é o suficiente.

Este livro veio para solidificar meu foco, o meu servir as outras pessoas. Eu já estava dando aulas de Kundalini Yoga em inglês, mas também queria ajudar as pessoas do país que eu tanto amo. O Brasil é um país tão lindo, mas que sofre para se desenvolver por muitas razões, e eu sinto que também sou responsável por ajudá-lo e servi-lo. Minha conexão energética com o Brasil é muito forte e, por estar tão longe, decidi que ajudaria de forma virtual, on-line. Eu queria ajudar aqueles que se sentem perdidos, sem esperança ou sem propósito, mas que ouvem dentro de si algo que diz que a vida não deve ser dessa forma. Essa sensação fala baixinho que, sim, é possível alcançar uma vida melhor, mais feliz e com propósito. E eu concordo, mesmo nesse mundo bagunçado e caótico em que vivemos. Sim, tudo isso é possível, e eu vou compartilhar neste livro ferramentas que me ajudaram a acreditar nessa possibilidade.

2. Sobre mim e minha dor crônica

Sou natural de Criciúma, Santa Catarina. Aos 19 anos, vim morar nos Estados Unidos para aprender inglês. Isso foi no início do ano 2000. Me mudei para Rochester, Nova York, para ficar mais próxima do meu pai biológico. Ele e minha mãe haviam emigrado juntos para os Estados Unidos, mas se separaram quando eu tinha menos de 2 anos. Meu pai, Carlos, um peruano que estava infeliz com o progresso de sua carreira na medicina, em uma época em que o sul do Brasil tinha mente fechada para estrangeiros, ficou por lá enquanto eu e minha mãe voltamos para o Brasil.

Depois disso, voltei a vê-lo somente duas vezes antes de me mudar para Rochester. Ele telefonava uma vez ao ano, entre meu aniversário, em 21 de dezembro, e o Natal. Com o passar do tempo, nosso relacionamento se tornou minha maior ferida, mas demorou 35 anos para que eu admitisse isso. Por razões que só ele sabe, meu pai praticamente sumiu da minha vida, e eu não fui atrás dele. Tenho certeza de que, no fundo, não era isso que ele queria, mas, não sei se por medo ou insegurança, foi isso que aconteceu. Acredito que o medo de que eu o rejeitasse e a raiva que ele sentia da minha mãe fizeram nossa relação quase desaparecer.

Depois de alguns anos, minha mãe encontrou o amor de sua vida e se casou novamente. Fui criada pelo meu pai de coração, o Bira, que foi o melhor pai que uma pessoa poderia ter. Quando eu tinha 5 ou 6 anos – lembro até hoje e guardo esse momento no meu coração –, perguntei a ele se poderia chamá-lo de pai, já que o meu verdadeiro pai estava longe. Ele disse que sim e que ficaria muito feliz com isso e, como meu relacionamento com ele era, muitas vezes, melhor até do que minha relação com minha própria mãe, eu acreditava que não existia qualquer sequela de algo que havia acontecido quando eu não tinha nem 2 anos de idade. Cada vez que me sentia incomodada em relação a isso, eu me convencia do contrário, e minha mãe me apoiava nesse pensamento. Naquela época, pouco se sabia dos efeitos de traumas que podemos carregar desde a infância.

Apesar dessa ferida guardada e esquecida dentro de mim, eu sempre tive tudo e sou muito grata por isso. Sempre me dediquei muito à escola, mas, mesmo sendo a primeira da classe, ficava nervosa antes dos testes. Mas essa ansiedade nunca tinha sido um problema até chegar a hora do vestibular. Eu fiquei tão nervosa, que acabei não passando. Minha pior nota foi a de inglês, então minha mãe decidiu que eu deveria aprender o idioma nos Estados Unidos, principalmente porque eu tinha um pai que já era cidadão americano. Eu não quis no início, mas depois concordei por saber que nem todo mundo tem essa oportunidade.

Quando me mudei para Rochester, em fevereiro de 2000, estávamos bem na metade do inverno. Carlos trabalhava como médico de terapia intensiva, já havia se casado novamente e tinha duas outras filhas. Minha mãe falava pouco dele, mas sempre dizia que ele era muito inteligente e um médico dedicado.

Foi um período difícil. Era muito estranho morar naquela casa, mas eu estava determinada a aprender inglês. Minhas aulas no Rochester Institute of Technology (RIT) começaram em março, foi quando eu me mudei para o campus da universidade. Aprendi inglês muito rápido e, no final de maio, já falando a língua fluentemente, passei no teste de proficiência. Eu estava encantada com o RIT e queria muito ficar nos Estados Unidos, não pelo meu relacionamento com Carlos, mas pela oportunidade única de poder estudar em uma universidade americana. Durante os anos em que fiquei em Rochester, meu relacionamento com Carlos não melhorou e, ao final da faculdade, já não nos falávamos mais.

Mesmo com as inscrições para a universidade fechadas, eu pedi uma reunião com o reitor e o presidente do RIT. Fiz a tradução oficial das minhas notas escolares no Brasil, escrevi as redações obrigatórias, pedi reuniões com outros professores do curso de biotecnologia, e tudo isso me ajudou a conseguir uma vaga para aquele mesmo ano, pois, quando tive minha reunião com o reitor, apenas mostrei tudo o que eu já tinha feito.

Iniciei com o curso de ciência não especificado, mas sabia que queria estudar biotecnologia, então fiz todas as matérias naquele primeiro ano. O curso de biotecnologia é um dos mais difíceis e estava com bastante demanda, pois foi naquele ano que decodificaram o genoma humano. O RIT foi a primeira universidade americana a oferecer um bacharelado na área, e não pós-graduação, e eu tinha certeza de que seria o curso perfeito antes de seguir para o mestrado e o doutorado.

Até então, eu nunca tinha ouvido falar do curso no Brasil, e talvez por isso tenha escolhido segui-lo em vez de medicina. Eu queria ajudar as pessoas, mas não gostava de hospitais e ver pessoas doentes era muito difícil para mim. No RIT, eu entendi que poderia me envolver com a área de ciência e saúde, mas realizando pesquisas.

Ao final do curso, meu entusiasmo já não era o mesmo e eu não estava suportando o trabalho solitário no laboratório. Eu havia trabalhado por um ano em um laboratório de toxicologia, estudando uma proteína de choque térmico (heat-shock protein) de 70 aminoácidos para entender como funcionava seu mecanismo de ativação e produção.

Se eu não havia resistido apenas um ano, como iria começar um mestrado? Resolvi, então, fazer algumas cadeiras extras na escola de administração e negócios. No início eu não gostava muito, mas foi bom ter contato com as pessoas. Ao final da faculdade, fui trabalhar na Olympus America, em Long Island (NY), na área biomédica. Com menos de um ano de empresa, eu estava insatisfeita e desmotivada. Como a empresa ia se mudar de Long Island para Lehigh Valley, Pensilvânia (PA), decidi me arriscar e buscar outra oportunidade.

Nova York é o berço do mercado financeiro, por isso, em 2005, a maioria das oportunidades para recém-formados era nessa área. Eu não entendia absolutamente nada de finanças, não sabia o que era uma ação, muito menos uma debênture, mas tinha certeza de que, se eu entendia de biologia celular e genética, conseguiria aprender facilmente, então me candidatei para um cargo na Bloomberg LP. Eu já tinha visto o canal de televisão deles. A descrição da vaga indicava que não era necessário ter experiência acadêmica na área de finanças e que a preferência seria por candidatos que falassem mais de um idioma. Na época, eu era fluente em quatro línguas: francês, espanhol, português e inglês.

O processo seletivo inicial foi muito interessante. Colocaram aproximadamente sessenta recém-formados em um auditório e falaram: "Agora se apresentem e contem a sua experiência". E então a pessoa responsável saiu da sala. Eu me lembro de olhar para aquelas pessoas e pensar: *gente, ninguém vai falar nada? Mas ela pediu para fazer isso. Por que ninguém está fazendo?* Bem, eu fui lá e me apresentei. Lembro que somente um outro candidato falou: "Prazer em conhecê-la, Daniela". E nada mais. A sala ficou muda. Depois fiquei sabendo que havia uma câmera e que os gerentes de recursos humanos estavam nos assistindo. Eu fui contratada poucos dias depois.

A Bloomberg é uma empresa maravilhosa, de Michael Bloomberg, um bilionário americano que também já foi prefeito de Nova York e candidato à presidência dos Estados Unidos nas primárias pelo partido dos Democratas. Na empresa, eles amam ensinar os funcionários, e eu amo aprender. E são muito mais que um canal de televisão; são um poderoso software que todas, absolutamente todas, as instituições financeiras de calibre no mundo precisam ter em seus computadores para acessar o preço dos papéis de renda fixa, notícias, calculadoras, mercado de ações etc. Fiquei na Bloomberg por mais de cinco anos.

Comecei como atendente poliglota por telefone, depois me tornei analista, ensinando os clientes, também em diversos idiomas, a usar o software para resolver problemas ligados a investimentos e, após dois anos, entendi que faltava muita coisa para o mercado brasileiro, que o sistema da Bloomberg não estava apto a resolver os problemas dos instrumentos financeiros brasileiros. Então comprei livros acadêmicos sobre o mercado financeiro brasileiro, que explicavam como calcular e precificar esses instrumentos, conversei com clientes que também tinham interesse em obter essas calculadoras no sistema e, assim, criei minha última posição na Bloomberg: gerente de negócios (business manager). A partir daí, foquei em desenvolver o software da Bloomberg principalmente para o mercado brasileiro de renda fixa e derivativos.

Mas, com o tempo, eu cansei. Era 2010 e eu estava desiludida de como os investimentos eram feitos, pois estávamos passando por uma crise financeira sem precedentes que se iniciou em 2008. Eu sempre achava que os meus clientes nos grandes bancos de investimentos ou firmas de gestão de ativos (asset managements) sabiam muito mais do que eu. Mas, quando veio a crise, percebi que a maioria deles não sabia nada. Muitos fizeram investimentos de forma extremamente irresponsável, sem entender os riscos atrelados aos derivativos.

Lembro que alguns clientes ligaram desesperados para a Bloomberg querendo entender o que eles tinham na carteira de investimento. Ou seja, haviam comprado investimentos para seus próprios clientes sem saber o que eram ou o que tinham de risco. Teve um dia em que o próprio Banco Central Americano (FED) entrou em contato com a Bloomberg buscando alguém que pudesse explicar o que eram esses instrumentos derivativos. Foi aí que eu entendi que eu sabia muito mais do que imaginava.

Então pensei: eu poderia muito bem trabalhar em um banco. Pelo menos eu sei exatamente como calcular e entendo os riscos desses instrumentos. Eu sabia que ainda não tinha conhecimento suficiente para gerenciar uma carteira com diversos tipos de instrumentos financeiros, mas sabia que, se eu tinha aprendido de verdade os instrumentos derivativos, que são os mais complexos do mercado financeiro, com o resto eu daria um jeito. Assim, quando o mercado começou a contratar de novo, passei a buscar emprego em bancos, mas eu tinha muito claro que não queria qualquer banco. Queria trabalhar no melhor, o banco que eu achava que tinha sido o mais justo e responsável durante a crise, o que fez investimentos com discernimento. Eu tinha lido o livro Ouro de Tolo, da Gilian Tett, e estava convencida de que o nome desse banco era JPMorgan & Chase. Então foquei meus pensamentos e toda a minha energia nele.

Consegui o emprego na 270 Park Avenue, no coração de Manhattan, onde passei por seis anos de muito aprendizado. Gerenciei carteiras de investimentos de clientes do Private Bank do México e do Brasil. Todos no JPMorgan trabalham muito e ele, de fato, busca ser o primeiro em tudo o que faz. Naquela época, o banco estava crescendo muito, pois, como não tinha sido afetado pela crise da mesma forma que os outros, todos queriam fazer negócios e ter seus investimentos com ele. O JPMorgan oferecia aos analistas e associados muitas oportunidades de aprendizado, e eu, mais uma vez, aproveitei todas elas. Eu trabalhava muito, até não aguentar mais. Por muitos dias, trabalhei treze, quatorze ou até quinze horas diárias; nos finais de semana, então, nem se fala. Isso era normal. E eu gostava, estava apaixonada pela dinâmica de trabalhar em um banco, pois acreditava estar na melhor instituição financeira do mundo.

Infelizmente, mesmo em uma instituição do calibre do JPMorgan, podem existir muitos problemas – assim como em todas as corporações –, e eles se tornaram mais visíveis para mim quando engravidei, mas não desisti. Depois de quatorze semanas de licença-maternidade, eu estava de volta. Mesmo ainda sofrendo com dores na lombar e trabalhando um pouco menos – dez ou doze horas diárias, no máximo –, eu voltei.

Durante a semana, uma babá me ajudava em tempo integral e, nos finais de semana, me recusava a trabalhar, pois era o tempo que eu tinha com a minha família. Eu achava que seria promovida no ano em que Isabela nasceu, mas me passaram para trás. Então foquei minhas energias para ser promovida no ano seguinte. Não deixei que aquele evento negativo me afetasse. Bati as metas, mas fui surpreendida por uma nova gravidez logo em seguida. Minha filha estava com dez meses quando eu descobri que estava grávida de novo. Minha promoção, que deveria ter acontecido antes do nascimento de Isabela, se tornou cada vez mais distante.

No último trimestre da minha gravidez de Mateo, a Isabela adoeceu. Começou a ter ataques epiléticos, mas ninguém conseguia identificar o que eram. Fui a dois neurologistas infantis que não souberam me dizer o que havia de errado. Durante aquele período complicado, que durou três meses, eu decidi sair do banco, mesmo não sendo a melhor decisão para a minha carreira. Eu precisava tirar um período sabático, pois não daria conta de trabalhar no ritmo necessário e, ao mesmo tempo, cuidar de um recém-nascido e de uma criança pequena com suspeita de epilepsia.

Foi uma decisão muito difícil para mim, pois eu amava a minha profissão e, naquele momento, me via como uma estatística. Mulher, mãe, com muitos planos e metas para atingir na carreira, porém desistindo dela para cuidar dos filhos. Mesmo sabendo que era a decisão certa, que a Isabela e o Mateo precisavam da minha atenção, eu sentia, internamente, que era uma fracassada. Fiquei com muita raiva. Dentro de mim, ainda queria quebrar o glass ceiling[2]. Hoje eu entendo que parte da minha raiva era porque eu estava perdendo minha identidade. Por doze anos, eu fui minha carreira e também as companhias para quem trabalhei, mas isso estava prestes a mudar.

A decisão de sair do JPMorgan foi o primeiro passo para que eu encontrasse o meu caminho espiritual, ou o chamado Dharma. Dharma possui muitas definições, uma delas é como chamam o caminho que a sua alma escolheu para você nessa vida, é caminhar com o fluxo do Universo. Quando você está no seu Dharma, está carregando a sua missão na Terra.

Após a minha saída do banco, a dor na lombar, que já me acompanhava havia anos, que aparecia e sumia, voltou com tudo e saiu totalmente do controle. Depois da faculdade, eu tive muitas crises de dor nas costas desde quando trabalhava na Bloomberg. Fui diagnosticada com hérnia pelo menos três vezes em momentos diferentes da vida. Durante todas as crises, eu me perguntava por que alguém como eu passava por isso.

Para você entender melhor o porquê de eu me perguntar esse tipo de coisa, eu sempre fui nadadora. Competi a nível estadual e nacional até os 28 anos e nadei todos os dias desde os 14 anos até minha filha nascer. Era na natação que eu relaxava e encontrava o equilíbrio. Meus músculos, literalmente, sentiam falta se eu não nadasse. Não por acaso, me casei com um nadador. Nós sempre fizemos parte do time de nadadores veteranos em Manhattan, no clube Asphalt

---

2 Conceito de "teto de vidro" que impede mulheres e minorias de alcançarem determinadas posições no mercado de trabalho.

Green, no Upper East Side. Marko foi até mais longe do que eu, conseguiu o índice olímpico. A natação é extremamente importante para nós dois até hoje, e, após o nascimento da Isabela, nós começamos a revezar. Eu nado somente três vezes na semana. Mesmo assim, sempre nadei, em média, três ou quatro quilômetros por treino.

Como eu sempre me vi como uma pessoa ativa, esportista e com uma alimentação saudável, nunca entendi o porquê de tanta dor na lombar. Os médicos sempre falavam que eu tinha a musculatura fraca e isso não ajudava minha coluna, mas esse diagnóstico nunca fez muito sentido para mim. Eu fiz muita fisioterapia durante os meus anos trabalhando na Bloomberg e no JPMorgan. Tomei algumas injeções de cortisona, mas sempre fui contra qualquer método mais invasivo do que esse.

Mas em 2016, depois de sair do banco e quatro dias após o nascimento do Mateo, a dor estava insuportável. Durante duas semanas antes de ele nascer e duas semanas após o seu nascimento, eu tive de dormir sentada. Eu sequer conseguia deitar, de tanta dor. Já tinha tomado uma injeção de cortisona logo após o nascimento dele, então não poderia tomar outra tão cedo, pois estava amamentando. Eu estava desesperada e não sabia o que fazer.

Então minha mãe se lembrou de um livro que eu tinha lido em 2008, quando eu tive uma crise. Naquela época, havia achado o livro bem provocativo, mas tinha tratado de forma convencional. Em Healing Back Pain: The Mind-Body Connection (Dor nas costas: conexão corpo e mente), o

Dr. John Sarno[3], ortopedista e professor na New York University, ensina como as dores das costas vêm de emoções suprimidas, principalmente a raiva.

Desta vez, ao ler o livro novamente, tudo fez sentido. Eu sabia que, no fundo, estava muito amargurada pelo fato de ter largado a minha carreira, e que isso podia ter sido a gota d'água, pois eu tinha outros ressentimentos e emoções reprimidas, principalmente no que diz respeito ao meu relacionamento com Carlos. Eu entendo que isso soa extremamente egoísta, mas foi o que eu senti. No livro, o autor explica que a dor que sentimos é criada pela mente como uma tentativa de desviar a atenção das emoções e sentimentos que realmente nos incomodam e que, por essa razão, o tratamento para a dor crônica deve ser mental, com um terapeuta, e não corporal, com um fisioterapeuta, por exemplo. E foi o que eu fiz.

Iniciei meu tratamento com a Dra. Kirsten em abril de 2016. Ela trabalhou por muitos anos com o Dr. John Sarno. Em poucas sessões, eu senti como se a intensidade da minha dor só aumentasse conforme eu revelava a ela as minhas questões mais profundas. A raiva que eu sentia por ter largado a minha carreira era só a pontinha do iceberg. A Dra. Kirsten me disse que a dor aumentar de intensidade no início era normal, pois fazia parte do sistema defensivo da mente. Era como se ela não quisesse que eu revisitasse traumas profundos, então fazia a dor aumentar para me distrair.

---

3 Antes de falecer, o Dr. John Sarno escreveu outro livro, mais atualizado, com resultados recentes de suas pesquisas. Em português, o título do seu último livro é *A mente dividida*, e pode ser uma leitura interessante para os mais céticos.

Foi no ápice da minha dor que eu achei que estava enlouquecendo, pois comecei a sentir meu corpo diferente. A dor na lombar se espalhou por tudo, às vezes parecia uma sensação de queimação e, em outros momentos, eu sentia meu corpo inteiro pulsar. Durante aqueles três dias de dores tão intensas, pensei que era mais fácil morrer do que continuar daquele jeito. Quem já sofreu ou sofre de dor crônica sabe muito bem do que estou falando.

A Dra. Kirsten me ajudou muito, mas, após algumas sessões, eu sabia que não queria pagar duas sessões semanais, de US$ 200 cada, apenas para conseguir me mexer um pouquinho. Não fazia sentido em longo prazo. O tratamento para cada pessoa é diferente, mas o meu estava bem lento. Apesar de já conseguir deitar, ainda andava muito debilitada. Não conseguia lavar a louça ou ficar na mesma posição por muito tempo, muito menos cuidar do meu bebê e da minha menina sozinha.

Mesmo com a melhora tão lenta, eu sabia que estava no caminho certo. Sentia dentro de mim que, de fato, todas aquelas emoções guardadas por tanto tempo estavam me deixando daquele jeito. Na faculdade, eu não tive aulas que falassem sobre a conexão mente e corpo; era tudo do ponto de vista da predeterminação genética e nunca sobre o impacto da mente ou do meio em que vivemos nas nossas vidas. Porém, considerando o que eu estava sentindo, essa conexão era óbvia. O livro "A biologia da crença", escrito pelo Dr. Bruce Lipton, foi um dos pioneiros na área da epigenética a revolucionar nosso entendimento sobre a conexão entre mente e corpo.

Eu estava determinada a endereçar todas essas emoções, porém o custo alto das consultas não ajudava. Foi então que busquei uma alternativa: a meditação. A razão pela qual a meditação ajuda nesse processo, de forma até mais eficiente do que a terapia, na minha opinião, é a forma como ela limpa e, com o tempo, altera os padrões do subconsciente[4]. Todas as emoções, traumas e sentimentos que você não processou vão para o subconsciente e ficam lá. Nele não existe o conceito de tempo/espaço, ou seja, a discussão que você teve com sua mãe aos 5 anos de idade e que você não processou bem está lá acontecendo como se fosse hoje.

A nossa mente é como um palácio com milhares de quartos, os quais nós visitamos, um por um, ao longo da vida. Usamos, sujamos e buscamos outro. Nunca limpamos os cômodos utilizados. O principal benefício da meditação, independentemente do tipo, é que ela limpa o subconsciente, limpa os cômodos sujos do palácio. Meditar faz parte dessa higiene mental diária de cada pessoa. Assim como você toma banho e escova os dentes, também deveria meditar.

Porém, mesmo já sabendo dos benefícios, até aquele momento eu não achava que era para mim. Eu pensava que a minha personalidade não tinha nada a ver com yoga ou meditação. Eu sempre fui muito agitada, o tipo de pessoa que não para quieta. Ou seja, não era zen. E, naquela época, eu achava que, para fazer meditação, eu precisava ser mais tranquila. Hoje eu sei que isso não é verdade, absolutamente todo mundo pode meditar. Assim como esporte ou comida, você só precisa descobrir com qual tipo de meditação mais se identifica. Eu garanto que existe um tipo para você. Existem muitas variedades, e foi nessa busca que Kundalini Yoga me encontrou.

---

4   *Altered Traits: Science Reveals How Meditation Changes Your Mind, Brain and Body*, de Daniel Goleman e David Richardson.

3. Como descobri Kundalini Yoga

Na minha jornada para aprender a meditar, a primeira coisa que fiz foi me inscrever no estúdio de yoga perto de casa. Eles ofereciam Yoga Nidra, um estilo de meditação magnífico que ajuda a criar consciência corporal e, claro, limpa o subconsciente. Recomendo que você experimente também. Durante a sessão, você fica deitado, de olhos fechados, com um cobertor, porque ficamos com frio quando nosso estado de consciência é alterado, e a professora te guia para que você visualize e se conecte com todas as partes do seu corpo. É um estilo relaxante que eu amava praticar e aproveitava para tirar uma soneca. Também baixei o aplicativo Headspace, que tem meditações guiadas do tipo *mindfulness* (atenção plena).

Já em junho de 2016, eu fazia duas aulas de Yoga Nidra durante a semana e tentava encaixar de duas a três sessões de Headspace também nesse período. Particularmente, eu não gostava muito do aplicativo, mas fazia mesmo assim. Nunca consegui completar as dez meditações gratuitas que ele oferecia, mas pelo menos eu tentei. Fazer alguns minutos já era melhor que nada. Mesmo não conseguindo criar uma rotina diária de meditação mindfulness, meu interesse só crescia. Em agosto de 2016, me inscrevi em um curso de formação de meditação do tipo Mindfulness e Metta[5]. Eu não tinha planos de virar instrutora, só queria que a minha dor fosse embora e que eu conseguisse desenvolver uma rotina diária.

---

5   Meditação Metta também é chamada de meditação Love-Kindness. É um estilo de meditação de origem budista.

Na mesma época, em uma sessão de Yoga Nidra, adormeci e tive um sonho – ou uma visão, não sei – que me marcou muito e mudou a minha trajetória para sempre. Nunca tinha tido nenhum sonho parecido. Uma serpente gigante, linda e magnífica começou a se erguer na minha frente e me encarou, depois abriu a boca e me engoliu.

Esse sonho lúcido foi tão impressionante que, ao final da aula, fui falar com a professora. Eu sabia que soaria meio estranho, mas eu nunca tinha dado muita importância a essas coisas, então perguntei a ela o significado. Nos meses anteriores, eu havia passado por diversas experiências extrassensoriais e já estava mais receptiva a entender que, como a imagem havia me marcado, eu precisava ir atrás para entender melhor. A professora me olhou, deu um sorriso e disse que não fazia ideia do que poderia significar, mas que existia um tipo de yoga cujo símbolo é uma serpente. Esse yoga se chamava Kundalini Yoga.

Eu nunca tinha ouvido falar da palavra Kundalini, muito menos Kundalini Yoga. Mas na mesma hora fui pesquisar no Google um estúdio que oferecesse Kundalini Yoga em Manhattan. Havia três estúdios, mas todos em outra localidade, ao sul da cidade, longe de onde eu morava. Minha agenda estava supercomplicada; a rotina de amamentar um bebezinho e cuidar de uma criança pequena faz com que o nosso cronograma fique imprevisível. Mesmo assim, três meses após a visão, eu finalmente consegui ir para a minha primeira aula de Kundalini Yoga, no Soho, no estúdio chamado Golden Bridge. Foi o dia após a eleição do presidente Donald Trump, em 9 de novembro de 2016. Eu estava visivelmente triste e abatida, e aquela aula foi tudo para mim. Eu ainda estava com uma limitação nos movimentos pela dor nas costas, mas, mesmo sem poder fazer todos os exercícios, eu senti a energia e o bem que aquela aula estava me fazendo.

Havia várias pessoas de branco ao meu lado, e algumas vestiam turbante. Já de início, cantamos uns mantras que eu mal entendia o que significavam; tudo muito diferente de qualquer estúdio ao qual eu já tinha ido. Mas, mesmo assim, deixei a estranheza de lado e fiz o meu melhor. Aos poucos me senti em paz, e uma sensação de que tudo iria dar certo tomou conta de mim. Eu me senti em casa. Naquele momento, entendi que a relação entre mente e corpo é importante, mas ainda estava incompleta. Nós, seres humanos, somos corpo, mente e alma. Naquela aula, pela primeira vez na vida, eu alinhei minhas três partes, e isso foi indescritível.

Nos meses seguintes, fiz algumas visitas ao estúdio. Em seis ou sete aulas completas de Kundalini Yoga, eu não tinha mais dor e consegui correr pela primeira vez atrás da minha filha em fevereiro de 2017. Todo esse processo de superação da minha dor crônica durou quase um ano. Eu já fazia meditação do tipo mindfulness diariamente por alguns minutos, pois estava fazendo o curso de Mindfulness e Metta, mas sentia como o meu corpo relaxava consideravelmente a cada prática de Kundalini Yoga. Ele respondia de forma diferente às outras meditações que eu tinha experimentado até então. Comecei a gostar dos mantras que eram cantados nas aulas e passei a escutar com frequência também fora delas. Comprei um gorrinho branco e passei a usar roupas mais claras. Eu estava cada vez mais curiosa sobre como Kundalini Yoga podia ser tão eficiente.

Em março de 2017, tive de passar uma temporada no Brasil com meus filhos. Precisava ficar com meu pai, que estava se recuperando de um tratamento de câncer. Durante minha estada, pratiquei poucas vezes o Kundalini Yoga pela internet, mas meditava diariamente. Em julho de 2017, recebi um e-mail da Gurmukh, dona do Golden Bridge, o estúdio de Kundalini Yoga em Nova York, anunciando as inscrições para o curso de formação de professores que se iniciaria em setembro. Eu não pensei duas vezes e me dei de presente. Nem li muitos detalhes, só queria entender mais sobre a prática que tinha mudado a minha relação com a dor crônica e comigo mesma.

Naquele primeiro momento, eu pensava estar me dando um presente antes de ter de voltar a trabalhar no mercado financeiro. Em 2016, quando eu parei, decidi junto com meu marido que seria por dois anos, até o verão de 2018, em meados de junho. Eu não queria perder as licenças que me permitiam trabalhar nas mesas de negociações dos bancos. Meu curso de Kundalini Yoga terminaria em fevereiro, que é a melhor época para procurar emprego no mercado financeiro (é após o pagamento dos bônus que acontece a dança das cadeiras em Wall Street).

Na minha cabeça, era o plano perfeito, pois eu conseguiria aprender um pouco mais sobre como Kundalini Yoga tão extraordinariamente tirou minhas dores e estaria mentalmente relaxada para buscar uma nova posição. Mas nem tudo ocorre conforme planejamos, o Universo tem sua própria agenda, um detalhe que eu não tinha levado em consideração na época.

O curso de formação Professor Aquariano™ do KRI foi transformador. Foram 220 horas de aulas, muita meditação, kriyas[6], aprendizados e lágrimas. Eu entrei para o curso apenas com o objetivo de entender um pouco mais sobre essa prática e não tinha qualquer pretensão de dar aulas. A cada dia de treinamento, a cada kriya e a cada meditação que eu fazia, mais eu sentia que estava limpando traumas e emoções que eu nem sabia que carregava; peso que eu carregava sem necessidade alguma.

E o amor pela prática de Kundalini Yoga foi crescendo exponencialmente. Muitas vezes, quando os professores partilhavam conceitos milenares, dentro de mim, eu tinha a impressão de que já sabia tudo aquilo. Esses conceitos sobre os quais até então eu nunca tinha ouvido falar faziam perfeito sentido para mim, e eu sentia que eles estavam certos. Era como se eu estivesse simplesmente relembrando várias lições já aprendidas em outra vida. Eu estava em um território muito familiar.

Quando você começa a andar no seu Dharma, você está mais conectado e as sincronicidades começam a aparecer. Antes do final do curso, algumas amigas pediram que eu desse aulas particulares a elas, e outra me apresentou uma amiga que estava buscando instrutor de yoga para seu estúdio.

Mesmo assim, com vários sinais batendo à minha porta, eu fui atrás de um emprego no mercado financeiro. Para mim, não fazia sentido ser professora de Kundalini Yoga, pois, mesmo depois de ter filhos, o potencial de ganho salarial e

---

6   Kriya é uma sequência de exercícios com um resultado conhecido.

conforto de vida era tentador. Era um debate interno entre a minha mente lógica e a minha alma.

Confesso que fui buscar emprego sem muita vontade. Mas eu tinha prometido ao meu marido e era o que fazia sentido. Consegui um cargo de forma muito rápida em um escritório de gerenciamento de fortunas onde trabalhava uma ex-colega do JPMorgan. As entrevistas foram ótimas, a oferta era ótima também, mas na hora de aceitar eu não consegui. Quer dizer, eu aceitei, mas saí da última entrevista passando mal. Fiquei com muita dor de barriga, minhas costas ficaram tensas e eu senti com todo o meu corpo que não conseguiria voltar para o mercado financeiro.

Não fazia sentido. Eu iria ganhar bem, pela primeira vez teria cinco semanas de férias (a instituição era europeia) e trabalharia com gente muito bacana. Além disso, como eu iria explicar para o meu marido que trocaria o mercado financeiro pelo Kundalini Yoga? De certa forma, o Kundalini Yoga havia me distanciado do meu marido e de muitos amigos. Foi um momento muito difícil, mas, assim como todos os momentos difíceis que eu tenho hoje em dia, eu sabia que existia um kriya ou meditação que poderia me ajudar.

Meditei muito para criar coragem e conseguir recusar a oferta. Minha família achou que eu tinha perdido a cabeça, meu marido também. As pessoas mais próximas não entendiam o que eu estava fazendo. Mas eu tinha as ferramentas de Kundalini Yoga e sabia que minha missão era outra. Meu coração, instruído pela minha alma, me guiava, mesmo que de forma tímida, ao meu verdadeiro caminho. No fundo, desde aquela época, algo dentro de mim já me dizia que eu deveria compartilhar tudo o que havia aprendido com outras pessoas, pois elas também estavam precisando.

Eu ainda não sabia como tudo iria se desenrolar; o processo foi rápido para quem viu de fora, mas para mim foi lento. Como dizia meu professor Gurushabd: "Faça a Sadhana[7] e as respostas virão". Aos poucos, eu entendi que não precisava saber como tudo iria acontecer, só precisava saber o próximo passo. E foi assim, de passo em passo, que eu comecei. Dar o primeiro passo no escuro é demonstrar confiança no Universo. O Universo, o nosso Criador, quer que nós sejamos felizes. Ele não quer que nós tenhamos medo.

Aos poucos, comecei a confiar nisso. Passei a entender que, se a minha mente estiver calma, neutra, as respostas virão. Na época, eu escutava uma gravação chamada Ter paciência compensa de Yogi Bhajan, na qual ele diz: "Ter paciência compensa. Espere. Deixe que a mão do Criador trabalhe por você. Aquele que Te criou, deixe Ele criar o meio, as circunstâncias, as facilidades e as capacidades para você". Eu escutava milhares de vezes ao dia, e escuto até hoje. Eu me agarrava a ela. Ter paciência não é esperar, é saber.

Muitas vezes tive medo, duvidei, mas em nenhum momento parei de fazer a minha Sadhana. Naquela época, eu ainda não tinha uma estratégia, um plano para a minha nova carreira em Kundalini Yoga. Muitas pessoas ao meu redor diziam que eu havia feito uma loucura, largando uma carreira tão promissora, mas, sempre que eu duvidava,

---

7   Sadhana é a prática diária espiritual, seja ela qual for. Tradicionalmente, os praticantes de Kundalini Yoga fazem a Sadhana antes do amanhecer, mas você pode adaptar conforme a sua disponibilidade.

eu lembrava que "ter paciência compensa" e relembrava alguns momentos incríveis que Kundalini Yoga já havia me proporcionado: como Kundalini Yoga tirou minha dor, ou como foi por meio de uma visão que eu descobri a prática, ou como eu tive diversas experiências sentindo meu próprio corpo sutil, entre outros. Tudo se desenrolou aos poucos, no tempo do Universo, e não no meu. Foi assim que eu criei um canal no YouTube, comecei a dar cursos on-line e agora estou escrevendo um livro em dois idiomas.

Saber o meu Dharma não é suficiente; eu tenho que fazer a Sadhana. Esse processo nunca acaba, e eu amo fazer Sadhana pois sei que somente com disciplina e determinação eu vou conseguir cumprir a minha missão. Ensinar Kundalini Yoga não é a minha nova "carreira", como algumas pessoas pensavam; ensinar Kundalini Yoga é parte da minha missão na Terra. Eu não estou aqui para trabalhar, estou aqui para servir. Eu estou aqui para servir outras pessoas para que elas também possam viver melhor e em harmonia com sua própria essência.

4. O que são Energia Kundalini e Kundalini Yoga

Muitas tradições pelo mundo falam sobre a Energia Kundalini. Existe bastante informação na internet, muitas delas incorretas ou incompletas, que descrevem essa energia ou o despertar dessa energia de forma negativa. Eu não sei explicar essas interpretações e experiências, mas sei que a prática de Kundalini Yoga não faz mal.

Nela, preparamos o corpo e principalmente o sistema nervoso para poder sustentar a energia Kundalini e, ao longo do tempo, isso pode trazer muitos benefícios para a nossa vida. Às vezes você pode, sim, ter um sentimento triste, ou vontade de chorar, ou ainda sentir a raiva ressurgir durante uma aula. Mas lembre-se de que esses sentimentos já estavam no seu subconsciente, você só não estava ciente deles. Agora, com ele saindo de seu subconsciente e entrando em sua consciência, você conseguirá liberá-lo mais facilmente.

A Energia Kundalini, que também é chamada de Shakti, é a Energia Divina da Criação que existe na base da coluna em todos os seres humanos, enrolada três vezes e meia e representada por uma serpente pelos yogis. Kundalini, em sânscrito, significa "serpente enrolada". Lembrando que, no mundo não judeu-cristão, a serpente não tem uma simbologia negativa, pelo contrário. Serpentes estão associadas à Energia Sagrada da Criação e são vistas de forma positiva.

Segundo os antigos yogis, para vivermos uma vida plena, precisamos que essa energia flua continuamente. Os registros escritos mais antigos sobre yoga têm mais de 5.000 anos, mas a prática de yoga surgiu há muito mais tempo e com o intuito de cuidar do corpo, da mente e da alma. Yoga, em sânscrito, significa "união"; é a união de corpo, mente e alma. Hoje em dia existem várias "escolas" de yoga, mas todas se originaram do mesmo lugar.

Kundalini Yoga é uma técnica milenar, também chamada de Yoga da Consciência. Ela trabalha e eleva a consciência corporal, emocional, mental e espiritual, fazendo a Energia Kundalini fluir no ser praticante. Kundalini Yoga pode ser praticado por todas as pessoas, pois não tem posições (asanas) muito complicadas e não requer flexibilidade ou contorções como as de uma mola; o que pode ser mais desafiador são alguns exercícios de respiração e a duração dos movimentos repetitivos. No geral, pessoas saudáveis conseguem acompanhar a prática e qualquer pessoa que tenha condições especiais de saúde deve sempre falar com um profissional da saúde e começar bem devagarzinho. Não há benefício em fazer exercícios que forcem demais ou causem dor aguda.

Durante milênios, a prática de Kundalini Yoga e meditação Kundalini foi reservada a poucos, em sua maioria homens. Acredito que o receio ou até o medo que existe em torno disso são atrelados ao empoderamento que o despertar, resultado da prática do Kundalini Yoga, leva às pessoas. Esse empoderamento acontece se você praticar, e, dedicando-se à prática, terá sua própria experiência e poderá concluir se isso faz sentido ou não para você.

Em 1968, Yogi Bhajan trouxe esse tipo de yoga para o ocidente. Como mencionei no início deste livro, ele foi uma figura controversa com polaridades extremas. Além disso, muitos questionam de onde exatamente ele trouxe esses ensinamentos, pois, diferentemente de outras formas de yoga, Kundalini Yoga, segundo Yogi Bhajan, tem um relacionamento próximo com o siquismo (falarei mais sobre isso nos próximos capítulos).

A maneira com a qual eu lido com as polaridades existentes no mundo de Kundalini Yoga é lembrando algo que meu pai Bira disse no dia em que peguei o avião para Rochester: "Daniela, os Estados Unidos são um país maravilhoso e tu tens muito a aprender com os americanos, mas lembre-se de 'peneirar' o que não fizer sentido pro seu coração".

O foco de Yogi Bhajan durante os mais de 35 anos que ele ensinou Kundalini Yoga no ocidente foi formar professores. Ele sempre dizia que, na Era de Aquário, a pressão sobre a psiquê seria imensa, e Kundalini Yoga seria uma ferramenta muito eficaz para trazer o equilíbrio mental e proporcionar o bem-estar àqueles que se dedicam a essa prática. Existem muitas coisas que ele menciona em seus ensinamentos e que eu não conseguirei provar. Como eu lido com essas incógnitas? Tendo como base a minha experiência, o meu coração e os muitos relatos de alunos que ouvi como professora. A prática consistente de Kundalini Yoga ajuda, sim, a manter o equilíbrio e a paz interior em um mundo cada vez mais caótico.

Se você não sabe o que é Era de Aquário, não tem problema. Eu também não sabia nada de astrologia até meus 35 anos. No início do meu curso de Kundalini Yoga, eu acreditava que era do signo Sagitário e não sabia da influência dos outros planetas no meu mapa astrológico. Durante o curso, descobri que era Capricórnio no grau zero com ascendente em Touro. Durante a maior parte da minha vida, acreditava que astrologia fosse uma pseudociência, mas, conforme fui expandindo minha consciência com a prática de Kundalini Yoga, consegui compreender que astrologia é muito mais que isso.

Logo após desistir de voltar a trabalhar no mercado financeiro, comecei a me dedicar a cursos de astrologia. Hoje já tenho vários cursos completos na área e continuo me especializando cada vez mais. A leitura astrológica é complexa e única para cada indivíduo. O signo solar, aquele que é baseado na data do seu nascimento, é somente uma fração do seu mapa. Mas, para conhecer mais sobre o assunto, é importante encontrar um profissional sério, em quem você confie.

Voltando ao tema das eras astrológicas, cada uma dura cerca de 2.160 anos em cada signo, portanto uma volta completa nos doze signos dura em torno de 26.000 anos. Em 2012, ouvimos falar sobre o fim do mundo, com base no final do calendário Maia. Na verdade, era apenas o fim da Era de Peixes. Entre 2011 e 2012, entramos na Era de Aquário, ou seja, o planeta Terra, durante mais de 2.000 anos, estará sob a influência desse signo.

Na astrologia, cada signo está ligado a um dos quatro elementos e tem expressões diversas, dependendo de estarmos em harmonia com a nossa alma ou não. Aquário é do elemento Ar, ligado à mente e às faculdades mentais. Conexão com a consciência coletiva, busca da liberdade, revoluções, inovação e igualdade são características deste signo, que é regido pelo planeta Urano. A Era de Aquário, portanto, é uma era de evolução da consciência coletiva do planeta.

Yogi Bhajan também explicou em várias de suas aulas (antes da internet e do smartphone) que, na Era de Aquário, um mar de informações estaria disponível a todos e a capacidade de discernimento seria essencial. Muito do que ele descreveu sobre a Era de Aquário estava correto. Estamos conectados e o mundo está mais globalizado do que nunca, porém muitos se sentem sozinhos e perdidos.

É fácil perceber como essa nova era está afetando as faculdades mentais da população; basta olhar o crescimento de doenças como depressão, ansiedade, fadiga mental e muitas outras. Temos uma enormidade de informações, mas as pessoas não conseguem processar tudo que está disponível, e muitas se sentem perdidas, sobrecarregadas e em busca de alguém que lhes diga no que acreditar ou não. Conhecimento e informação não serão suficientes, precisaremos de sabedoria para fazer escolhas. Mas como ganhar sabedoria?

O que Kundalini Yoga oferece a cada um que pratica é a experiência de entrar em contato com uma parte dentro de nós que é infinita, acessar seu próprio Guru[8] interno. Por meio da nossa própria experiência, sentiremos que a Sabedoria Divina existe dentro de nós. Conseguiremos entender, por meio dela, que a resposta para cada pergunta que temos está dentro de nós mesmos e, aos poucos, transformar essas experiências em sabedoria. Dessa forma navegaremos melhor pela Era de Aquário[9].

As primeiras sementes do nascimento dessa nova era foram plantadas com o movimento hippie nas décadas de 1960 e 1970, sua transição oficial se deu em 2011/2012 e sua culminação foi a chegada da pandemia de Covid-19. Muitos astrólogos já falavam, muito tempo antes, que o ano de 2020 seria transformador, pois Plutão, Saturno e Júpiter se encontraram nos últimos graus de Capricórnio no início de 2020, e, para completar, houve outra grande mutação entre Saturno e Júpiter no grau zero de Aquário no final de 2020.

---

8   A definição mais conhecida de "Guru" é um conhecedor no seu campo, um mestre, mas, na minha opinião, ela é muito superficial. A mais profunda é: Gu significa "escuridão/ignorância", Ru significa "luz/sabedoria", ou seja, ser um Guru é ir da escuridão para a luz. Em Kundalini Yoga, todos temos nosso próprio Guru dentro de nós, que irá nos ajudar a caminhar da escuridão para a luz.

9   Para mais informações sobre a Era de Aquário: *Professor Aquariano*™ – KRI Nível 1 – Curso de Formação.

Eu acredito que, hoje, mesmo aqueles que não sabem muito de astrologia concordam que 2020 foi realmente um ano transformador, como nunca havíamos experienciado.

5. Como Kundalini Yoga vai te ajudar

Kundalini Yoga vai transformar seu mundo interior e, assim, permitir que você veja o mundo exterior de forma diferente. Vai despertar sua compaixão por si mesmo e pelos outros, e ajudar você a se conectar com a sua alma, facilitando que você encontre seu propósito de vida.

Para viver bem na Era de Aquário, cada um de nós terá de trabalhar para expandir sua própria consciência. Quanto mais nossa consciência individual evolui, mais nós ajudamos a elevar a consciência coletiva. Quanto mais nossa consciência expande, mais nós descobrimos talentos e dons que trouxemos conosco a este mundo para compartilhar com outras pessoas, para servir outras pessoas. Parece mais um trabalho dos doze de Hércules, mas é contagiante e energizante.

O processo de expansão é único para cada pessoa. Temos que processar muitos sentimentos e traumas que existem em âmbito individual e coletivo. Os dois pontos essenciais desse processo de evolução da consciência são:

1. Aprender a escutar a Sabedoria Divina, esse Guru Interior que existe dentro de cada um de nós.
2. Aprender a ter amor-próprio, amor verdadeiramente incondicional, pois somente assim conseguiremos ter compaixão pelas outras pessoas.

Kundalini Yoga, como você vai descobrir nas próximas páginas, tem práticas e sequências de exercícios específicas para esses dois pontos essenciais e muito mais, como, por exemplo, meditação para dores de cabeça, regulação hormonal, acalmar a mente etc. Algo que sempre me fascinou são as práticas prescritivas, das quais no início você poderá duvidar e até rir, mas, conforme praticar, é muito possível que mude de opinião. E esta é a parte mais legal: você terá uma opinião baseada na sua própria experiência, e não porque eu ou alguém te falou.

Talvez você já saiba o seu propósito de vida antes de conhecer Kundalini Yoga, mas vou compartilhar como foi esse processo comigo, a minha verdade. Quando eu era mais nova, uma das minhas matérias favoritas na escola era história do Brasil. Eu era apaixonada pelo estudo da ditadura militar. Sonhava acordada com como seria ter lutado nos anos de chumbo. Hoje eu acredito que, dentro de mim, aquela voz, aquela intuição, já sabia que um dia eu iria fazer parte de um período revolucionário. Só que houve um pequeno erro de gramática. Eu iria fazer parte da Evolução da Consciência e ser ativa no processo evolutivo do planeta, compartilhando as ferramentas que uso e o que aprendi na minha jornada com Kundalini Yoga.

É da natureza humana criar apegos, seja a sentimentos, emoções, bons ou maus hábitos. Apego é a raiz de todo o sofrimento, segundo a yoga. Quando o Universo quer que evoluamos, experimentamos diferentes níveis de dor, pois as mudanças necessárias para a evolução consistem em deixar algo para trás. Após a transformação necessária, alguns de nós nos damos conta de que aprendemos algo novo, e isso faz parte do processo de expansão da consciência. Meus professores sempre falaram que o processo de nascimento de uma nova consciência é igual ao processo de dar à luz. É dolorido tanto para a mãe quanto para o bebê, mas, no final, é uma nova vida que começa para os dois.

A eficácia da prática de Kundalini Yoga vem do fato de que ela trabalha muito além do nosso corpo físico, ela aborda aspectos mentais e sutis do nosso corpo. Nela, aprendemos que temos três corpos mentais, um corpo físico e seis corpos energéticos (Figura 1 – Tabela dos 10 corpos). Cada prática de Kundalini Yoga busca equilibrar esses vários aspectos que formam o ser humano[10] como um todo, de forma holística.

Dos dez corpos que nos constituem, o corpo prânico é o corpo energético mais conhecido, pois, constituído pelo Prana[11], é o combustível dos chacras, e os chacras são parte do corpo prânico. Os sete chacras[12] são bem conhecidos, mas existem muito mais que sete, e em Kundalini Yoga nós também focamos bastante no oitavo chacra (Figura 2 – Tabela dos 8 chacras principais). O Prana existente em cada respiração circula dentro do nosso corpo pelos canais sutis chamados nadis[13] e os chacras são o epicentro onde essa

---

10   A palavra "humano" é *human* em inglês. Em Kundalini Yoga, falamos que Hu significa "luz" (assim como Ru) e Man significa "mente". Ou seja, a palavra *human* é mente de luz.

11   Prana, neste contexto, significa "força vital" e está presente em cada respiração que fazemos.

12   Chacras, em sânscrito, significa "rodas". Neste caso, são vórtices ou redemoinhos de energia sutil localizados nos nossos corpos.

13   Nadis, em sânscrito, significa "canais sutis" por onde o Prana circula no nosso corpo.

energia circula no nosso corpo. O movimento do Prana é causado pelas diferentes cargas de energia que existem dentro de nós, positiva e negativa. É nos chacras que o nosso corpo físico irá se misturar às diferentes energias sutis, etéricas do nosso corpo, e onde o Prana (Força Vital que vem do Cosmos) irá se misturar à energia dos nossos corpos. Os chacras são, em essência, a nossa conexão com o Cosmos, e essa comunicação energética é sempre bidirecional, uma dança que flui interconectada e acontece simultaneamente.

A maioria das pessoas enxerga o mundo e vive suas vidas com os três primeiros chacras em desarmonia, e essa energia interna, essa força vital (ou Prana), fica estagnada, bloqueada. Quando isso acontece, características desarmoniosas são expressadas: medo, egoísmo, ganância e submissão são bons exemplos. Praticando Kundalini Yoga, é possível desbloquear essa energia aos poucos e ao mesmo tempo fortalecer o sistema nervoso; assim, a Energia Kundalini irá fluir e ajudará a desbloquear o Prana. Para que cada um de nós expanda sua própria consciência, para evoluirmos como sociedade, essa energia interna, junto com a Energia Kundalini, precisa fluir em todo o nosso ser.

Vou tentar explicar como eu entendo esse processo e como você pode conseguir ver o mundo e viver sua vida sem estar preso ao triângulo inferior dos chacras[14]. Um dos Sutras da Era de Aquário é ter compaixão e entender que o outro é você. Para isso, você precisa primeiro ter amor incondicional

---

14 Triângulo inferior é uma maneira de falar dos três primeiros chacras do corpo humano.

por si mesmo, pois assim você poderá amar as outras pessoas com suas imperfeições do mesmo jeito que você ama a sua versão também imperfeita. Quando você conseguir amar a si mesmo e aos outros incondicionalmente, você entenderá que somos todos um e a energia irá fluir e abrir o chacra do coração, que é o quarto.

Claro que isso não quer dizer que você não irá flutuar e que, a partir daquele momento, você nunca mais irá ver o mundo pelas lentes dos chacras inferiores. No entanto, hoje em dia, quando eu vejo o mundo por eles, quando o medo e a insegurança começam a ficar fortes demais, eu já estou mais consciente de que são eles que estão me guiando. Nessas horas, eu paro tudo e pratico Kundalini Yoga, meditação ou pranayam. Se, por alguma razão, não tenho como fazer isso, eu escuto mantras, tomo um banho, vou caminhar ao ar livre. Muitas vezes preferimos viver infelizes, mas de forma habitual – pois nem nos damos conta do que está acontecendo –, do que experimentar algo novo e ser feliz. Conforme você traz Kundalini Yoga para sua vida, ela se transforma. Cada um reage no seu próprio tempo e da sua maneira. Cada experiência de evolução é única e não devemos comparar a nossa com a de mais ninguém.

A cada prática de Kundalini Yoga, você descasca uma camada da sua essência, de quem você é de verdade. Quanto mais essas camadas vão caindo, mais claro fica o acesso a essa Sabedoria Divina interior. O que a prática proporciona são ferramentas e também um mapa para que cada um de nós aprenda a se amar incondicionalmente e, acima de tudo, experiencie a sua própria Divindade. Com isso, aos poucos, entramos em contato com o nosso Dharma[15]. O Dharma de cada pessoa é diferente, mas todos eles têm algo em comum: servir. Servir os outros, como as mães servem seus filhos. Lembrando que todos nós estamos vivos neste momento de evolução da consciência do planeta Terra para contribuir nesse processo com nossos dons e talentos. Uma vez vivendo o seu próprio Dharma, a sua realidade se transforma.

Mas isso não quer dizer que você não terá desafios. Sim, você continuará tendo. Trabalhar para transformar seu mundo interior requer muita coragem e determinação. Não é todo mundo que quer enfrentar seus próprios medos e traumas ou que tem a coragem de buscar conforto no desconfortável, no desconhecido. Os desafios da Era de Aquário serão muito grandes e muitos deles ainda estão por vir. A pandemia do coronavírus é só um exemplo; outros momentos estressantes ainda virão. Esse processo de transformação acontece porque é necessário limpar a consciência coletiva de vários aspectos densos que existem há milênios e que não condizem com a Nova Era.

É importante lembrar que praticar Kundalini Yoga é essencial para muitos de nós conseguirmos manter o bem-
-estar. Quanto mais praticarmos, mais iremos aumentar nossa capacidade e clareza mental para lidar com as polaridades cada vez mais extremas e outros estresses existentes nos dias de hoje.

---

15   Dharma tem um significado bem amplo, mas, neste caso, representa "caminho espiritual", o que sua alma deseja para você nesta vida.

Uma vez experienciando sua própria Essência Divina, você começará a acreditar que é possível viver bem e feliz no meio do caos e da confusão neste início da Era de Aquário. Na terceira parte do livro, eu compartilho meditações e kriyas[16] que já usei e uso para manter a paz interior e a clareza mental.

Figura 1 – Tabela dos 10 corpos

Nas minhas aulas de Kundalini Yoga, eu começo sempre mencionando que nós somos muito mais que nosso corpo físico. Ele é apenas um dos dez corpos que temos. Dentro dos ensinamentos de Kundalini Yoga existem kriyas e meditações para equilibrar e harmonizar cada um dos dez corpos. Aqui há um resumo sobre esses aspectos mais sutis de nós mesmos, baseado no programa Professor Aquariano™ KRI Nível 1 – Formação de Instrutores.

---

16   Kriyas são sequências de exercícios que têm um resultado conhecido. As sequências podem incluir um ou mais exercícios e conter: asanas, movimentos, exercício de respiração, meditação, cantos e relaxamento.

Primeiro corpo – A alma

A alma conecta você com o infinito. Quando você está conectado com a sua alma, você vive a vida sendo guiado pelo coração. O fluxo do Universo flui naturalmente e você é criativo. Se sua conexão com a alma está enfraquecida, você se sente sem propósito, preso sem perspectiva.
Manifestação negativa: sem criatividade, extremamente lógico.
Manifestação positiva: criativo.

Para harmonizar o primeiro corpo e aumentar sua conexão com a alma, desperte a energia Kundalini com kriyas e meditações para abrir o coração.

Segundo corpo – Mente negativa / Mente protetora

A mente negativa é a mente ligada à sua sobrevivência. Ela está sempre calculando o perigo e como situações podem te afetar. A mente negativa, quando em equilíbrio, ajuda você a ser paciente para obedecer à sua intuição.
Manifestação negativa (mente negativa enfraquecida): não consegue calcular o perigo, facilmente influenciável por outras pessoas.
Manifestação positiva (mente negativa contida): calcula o perigo adequadamente, diferencia as situações.

Para equilibrar a mente negativa, crie disciplina no seu dia a dia e nos seus relacionamentos.

Terceiro corpo – Mente positiva / Mente expansiva

A mente positiva vê o lado positivo de todas as situações e todos os seres quando em equilíbrio.
Manifestação negativa (mente positiva enfraquecida): aspectos da mente negativa entram e você não vê o lado positivo de nada.
Manifestação positiva (mente positiva equilibrada): você consegue ver a luz no final do túnel.

Para equilibrar a mente positiva, fortaleça a região do abdômen e use afirmações positivas.

Quarto corpo – Mente neutra / Mente meditativa

O objetivo dos yogis é sempre olhar a vida com a mente neutra. Em até nove segundos, se a mente neutra estiver equilibrada, você irá analisar as informações da mente negativa e da mente positiva e chegará a uma decisão impessoal e intuitiva, que vem diretamente ligada à sua alma.
Manifestação negativa (mente neutra enfraquecida): teimoso.
Manifestação positiva (mente neutra equilibrada): neutro e responsivo.

Para harmonizar a mente neutra, medite.

Quinto corpo – Corpo físico

O corpo físico é nosso veículo nesta vida, é o nosso templo. É onde todos os outros nove corpos interagem, cada um com a sua finalidade. É por meio do corpo físico que você poderá criar equilíbrio entre todos os outros nove corpos. Por isso é imperativo que cada um de nós cuide do corpo físico da melhor maneira possível. O quinto corpo também representa o professor, o ato de ensinar algo a alguém.
Manifestação negativa: ganancioso, ciumento e competitivo.
Manifestação positiva: equilibrado, apto a se sacrificar.

Para harmonizar o quinto corpo, compartilhe conhecimento e se exercite regularmente.

Sexto corpo – Linha do arco (aréola)

A linha do arco (ou aréola) vai de uma orelha a outra e é o núcleo da aura. As mulheres têm duas linhas de arco, a segunda sendo entre cada mamilo. A linha de arco ajuda você a se concentrar, auxiliando na meditação. Está também ligada à intuição e serve para te proteger quando há momentos de muito estresse, sem que você abandone a compaixão existente no seu coração.
Manifestação negativa: superprotetor, facilmente influenciável.
Manifestação positiva: intuitivo, focado.

Para harmonizar o sexto corpo, é preciso despertar o sexto chacra.

Sétimo corpo – A aura

O planeta Terra tem um campo eletromagnético que cobre toda sua superfície, e nós também temos um corpo eletromagnético que nos rodeia: ele é chamado de aura. A aura contém energia prânica, ou a nossa força vital, e age como um escudo.

Manifestação negativa: falta de autoconfiança, a negatividade exterior penetra na sua psiquê.

Manifestação positiva: eleva a si mesmo e aos outros.

Para harmonizar, vestir roupas brancas e de fibras naturais.

Oitavo corpo – Corpo prânico

Prana significa "força vital" e, em cada respiração, nós trazemos para dentro de nós um pouco desta energia. Quando você está com o corpo prânico forte, você tem energia, vitalidade e se sente motivado e conectado com toda a criação. Quando você está com o corpo prânico enfraquecido, você se sente cansado e constantemente com uma leve ansiedade. A respiração fica mais rasa também.

Manifestação negativa: medo e letargia.

Manifestação positiva: coragem e motivação.

Para harmonizar o corpo prânico, pratique pranayama.

Nono corpo – Corpo sutil

O corpo sutil encapsula a alma quando morremos. Ele ajuda você a ver além da realidade imediata, expandindo sua capacidade de entendimento e permitindo que você compreenda, intuitivamente, além da realidade, mesmo sem palavras.

Manifestação negativa: crédulo, incapaz.
Manifestação positiva: sensível, intuitivo, sofisticado.

Para harmonizar o corpo sutil, pratique a mesma meditação por 1.000 dias.

Décimo corpo – Corpo radiante

O corpo radiante é a sua luz majestosa, o brilho da sua alma e a sua presença magnética.

Manifestação negativa: timidez, isolamento.
Manifestação positiva: invencibilidade, majestade.

O comprometimento ajuda a harmonizar o corpo radiante, assim como não cortar o cabelo.

Figura 2 – Tabela dos 8 chacras principais

Esta tabela explica de forma simplificada os oito chacras principais e é baseada no livro Professor Aquariano™ KRI Nível 1 – Formação de Instrutores.

Chacra	Nome em sânscrito	Elemento	Cor	Definição	Localização	Associado a que parte do corpo	Harmonia	Desarmonia
1º	Muladhara	Terra	Vermelho	Alicerce, sobrevivência, segurança	Na base da coluna, entre o ânus e o órgão sexual	Órgãos de eliminação	Enraizado, centrado, seguro e estável	Medo, insegurança, a vida é um peso, problemas de eliminação, sensação de estar perdido, sem pertencer
2º	Svadhisthana	Água	Laranja	Desejo, criatividade	Órgãos sexuais	Órgãos sexuais, glândulas reprodutivas, rins e bexiga	Positivo, paciente, criativo, responsável com relacionamentos, descontraído, com respeito aos papéis sexuais	Rigidez emocional, inflexibilidade, culpa, relacionamentos irresponsáveis, problemas com os órgãos reprodutores
3º	Manipura	Fogo	Amarelo	Vontade	Área do umbigo, plexo solar	Fígado, vesícula biliar, baço, sistema digestivo, pâncreas e suprarrenais	Centro do poder pessoal e comprometimento, autoestima	Raiva, ganância, vergonha, rejeita seus próprios desejos e emoções, problemas com digestão
4º	Anahata *ponto de equilíbrio	Ar	Verde	Amor e compaixão, do "eu" para o "nós"	Meio do peito	Coração, pulmões e glândula timo	Compaixão, gentileza, perdão, servir, amar: "eu sou você"	Dor, aflição, apego, medo de ser rejeitado pelos outros
5º	Vishuddha	Éter	Azul-claro	Poder de projeção da Palavra (Vontade Divina)	Garganta	Traqueia, garganta, cervical, tireoide	Centro da verdade, conhecimento e habilidade de comunicação, autenticidade, inspiração	Fraqueza, letargia, introversão, medo da opinião dos outros, problemas de garganta, tireoide e pescoço
6º	Anja	–	Índigo	Intuição, sabedoria	Entre as sobrancelhas	Cérebro, glândula pituitária	Centro da intuição, clarividência, concentração e determinação	Confusão, depressão, rejeição da espiritualidade, lógica ao extremo
7º	Sahasrara	–	Violeta	Transcendência	Topo da cabeça	Cérebro, glândula pineal	Lar da alma, conexão com o Eu Superior, união, abertura ao desconhecido, Iluminação	Dor, pesar, sensação de separação da existência, medo da morte
8º	Aura	–	Branco	Radiância, resplendor	Campo eletromagnético ao redor do corpo	–	A aura junta todos os efeitos dos chacras e constitui sua projeção total: projeta e protege	Envergonhado, desligado do mundo, vulnerável

6. Kundalini Yoga e siquismo

Siquismo é a quinta maior religião do mundo. Para não dizer que eu nunca tinha ouvido falar dela, durante a faculdade no RIT, eu me lembro de ter visto um Sikh. Fiquei um pouco impressionada com o turbante e um amigo do Kuwait, que estava ao meu lado, disse: "Daniela, se você ficou tão impressionada com o turbante dele, por que não pergunta pra ele por que que ele usa?". Isso aconteceu no ano de 2000, e, apesar de eu estar bem curiosa, nunca perguntei.

Eu tinha feito menos de dez aulas no estúdio antes de começar o curso de formação de Kundalini Yoga, mas notei na hora que a Gurmukh e o Gurushabd usavam turbantes diferentes, mais formais. Já no início do treinamento eles mencionaram que se converteram ao siquismo havia muito tempo, quando estudavam com Yogi Bhajan. Como ele era Sikh e, com o tempo, sua influência cresceu, ele virou uma forma de embaixador do siquismo no ocidente. Muitos dos seus alunos se converteram por escolha própria. No meu caso, a conversão não é algo que eu queira até o momento, pois me sinto muito bem da maneira que estou.

Mesmo assim, o que quero compartilhar é o seguinte: Kundalini Yoga e siquismo são duas coisas completamente diferentes. Os dois se originaram na Índia, mas o primeiro é uma ciência milenar e o outro é uma religião. Sim, Kundalini Yoga utiliza muitos mantras que vêm do siquismo, que são cantados como forma de entrar em contato com o Divino, portanto a vibração desses mantras é altíssima e a mais poderosa que já senti. Se você canta, a sua vibração também aumenta. Descobrir esses mantras e shabads[17] foi muito importante para mim, pois eu sinto que são eficientes e me ajudam a encontrar paz interior e entrar em contato com a minha essência, então eu sempre uso nas minhas práticas.

No entanto, é importante lembrar que o siquismo não originou o Kundalini Yoga. O Kundalini Yoga veio antes, muito antes das religiões que conhecemos hoje. Religiões, na minha opinião, foram criadas pelos homens para tentar explicar em palavras sua experiência com o Divino. Por isso eu entendo e sinto que, no fundo, a essência das religiões é a mesma. Quando tentam colocá-la em palavras, a natureza humana tem a tendência de incluir aspectos culturais, e isso cria as diferenças que temos hoje em dia.

Os Sikhs nascidos ou com descendência da Índia, em sua maioria, não são praticantes de Kundalini Yoga. Essa linha turva entre Kundalini Yoga e siquismo já aconteceu muitas vezes no passado e foi reforçada por Yogi Bhajan. Essa mistura de yoga e religião foi e ainda é uma fonte de frustração a muitas pessoas, mas o que eu posso dizer é que o efeito desses mantras sagrados na minha alma é extremamente poderoso. Mas lembre-se que Kundalini Yoga é uma prática muito rica; você encontrará meditações e kriyas praticadas por Jesus, Buda, divindades hindus e até no Shabat.

Eu amo isso, porque sinto como se pertencesse a todas elas. Cada religião tem seus problemas e dogmas, mas todas também têm o Divino. Eu acredito que, quando o ser humano tentou pela primeira vez descrever o indescritível, ou seja, colocar a sua própria experiência com o Divino em palavras,

---

17   Canções baseadas nas escrituras sagradas dos Sikhs.

foi o primeiro passo para as religiões serem criadas. Elas são uma interpretação do Divino, mas não a totalidade dele.

Sinto que tenho dentro de mim todas as religiões. Eu nasci e cresci sendo católica, casei na Igreja e batizei meus filhos, mas sempre teve algo dentro de mim que não estava verdadeiramente confortável. Eu não gosto de dogmas ou de quando as religiões tentam nos colocar em "caixas". Dentro de mim, eu levo as religiões que eu conheço. Todos os mestres que já andaram na Terra compartilharam as mesmas mensagens: somos todos um; a maior força que existe no Universo é o amor; e estamos aqui para ajudar uns aos outros. Eu creio que Jesus e Buda sejam mestres ascensionados, assim como os dez Gurus Sikhs. Eu amo aqueles que vieram antes de mim e ensinaram belas lições sobre como expandir nossa consciência.

Quanto mais mergulharmos na Era de Aquário, acredito que fazer parte de uma religião específica será algo que se tornará mais desnecessário. Vejo cada vez mais pessoas descobrirem que têm dentro de si mesmas uma conexão direta com Deus, o Universo, o Cosmos, e que não precisam de alguém de fora para fazer essa conexão. Logo, pertencer a uma religião não será mais necessário como ainda é hoje.

É claro que muitos de nós ainda estão extremamente conectados à religião, mas lembre-se de que, para praticar Kundalini Yoga, você não precisa, nem precisará, se converter ao siquismo; apenas se o seu coração pedir. Você pode ficar exatamente como está, com a sua própria fé. Se ela te faz bem e te torna uma pessoa melhor, ela é certa para você.

7. Kundalini Yoga e proteína animal

Muita gente me pergunta se eu sou vegetariana ou se é necessário ser para praticar Kundalini Yoga, mas vamos por partes. Primeiro, quero lembrar a todos que sou natural do sul de Santa Catarina, ou seja, comi churrasco todos os finais de semana até a adolescência, e refeição sem carne, para mim, não era refeição até alguns anos atrás.

Porém, em 2012, eu assisti ao documentário Forks over Knives (Troque a faca pelo garfo) na Netflix, que teve um grande impacto na maneira como eu entendia ser o consumo da proteína animal. Fiquei muito impressionada. Resolvi cortar quase tudo, só comia peixes uma vez ou outra, e foi difícil, muito difícil esse processo. Mas eu estava determinada a mudar meu estilo de vida, mesmo que forçada.

No último trimestre de 2013, engravidei da Isabela e, nossa, já no início comecei a sonhar com picanha e almôndegas! Comecei a achar que aquela dieta forçada não estava fazendo bem para mim e para minha bebê. Voltei a comer carne e, na época, pensei que retornaria à dieta vegetariana após parar de amamentar a minha filha. Pois não deu nem tempo. Engravidei outra vez logo após parar de amamentar. Meu filho nasceu em março de 2016 e amamentei por quase seis meses, mas em abril de 2016 comecei a meditar por causa da dor crônica, como já expliquei.

Foi com a prática da meditação que algo dentro de mim começou a mudar. Quando reconheci as emoções guardadas no fundo do meu ser se manifestando em forma de tensão muscular e, consequentemente, dor, sem notar, fui consumindo menos proteína animal. Com uns poucos meses de meditação (do tipo mindfulness e Yoga Nidra), comecei a sentir enjoo toda vez que comia proteína animal e passei a diminuir o consumo, meio sem entender por quê. Até que um dia deu um estalo na minha mente. Eu estava convencida de que, se as minhas emoções se manifestam no meu corpo físico, por que não as dos animais?

Parei de comer carne do dia para a noite, sem problema algum. Nunca mais sonhei com carne alguma. A partir daquele momento, senti uma obrigação ainda maior de cuidar da minha mente, pois era claro que minha experiência havia me ensinado que não há divisões entre a mente e o corpo. A mente afeta o corpo e a saúde mental é essencial para o bem-estar das pessoas.

Antes de iniciar o treino de Kundalini Yoga, como você leu anteriormente, eu já era vegetariana. Aprendi que existem duas razões para o yoga ver a proteína animal como um alimento que não deve ser ingerido: primeiro, porque a base do yoga é contrária a qualquer violência a seres vivos; segundo, porque a carne é muito densa e atrapalha a fluidez da energia sutil no nosso corpo, interferindo principalmente na clareza mental. A segunda razão vem do princípio da Ayurveda[18]. Segundo ela, existem três gunas, ou atributos e qualidades fundamentais do Universo: Sattva, Rajas e Tamas. Essas qualidades definem, por exemplo, o estado da nossa mente e também a qualidade dos alimentos que consumimos.

---

18 Ayurveda significa "conhecimento da vida", pois Veda é "conhecimento" e Ayur, "vida". É a modalidade de cura holística mais antiga de que se tem conhecimento, baseada nos Vedas, escrituras sagradas encontradas na Índia. Acredita-se que a primeira menção sobre Yoga foi encontrada nos Vedas.

- Sattva – essência pura, leve, etérica ou, como descrita por Deepak Chopra, "o impulso para evoluir". A maioria das frutas, nozes, tâmaras, cocos, arroz, feijão e outras leguminosas têm essa qualidade.
- Rajas – força de mudança, movimento ou, como descrita por Deepak Chopra, "ação por si própria". Alimentos com essa qualidade são: ervas, especiarias e tubérculos, e raízes, como batata, beterrabas e nabo.
- Tamas – a força da inércia ou, como Deepak Chopra descreve, "o impulso para permanecer o mesmo". Alimentos nessa categoria: carnes, peixes, frangos, ovos, álcool e drogas.

Alguns colegas do curso de formação não eram vegetarianos, e meus professores sempre diziam: parar de uma vez de comer proteína animal ou "qualquer ser vivo que tem mãe" não é algo que se consiga fazer, então o melhor é focar em fazer a Sadhana e, com o tempo, tudo vai se resolver. E é verdade, eu acredito muito nisso. A prática consistente da Sadhana é o que tem mais impacto e poder de transformação, e, se faz parte do seu caminho ser vegetariano, você irá se tornar. Se hoje você come carne, seja ela qual for, não se julgue. Você é parte de uma cultura que praticamente impõe esse consumo. Porém, se você acha que virar vegetariano faz parte do seu caminho, mas ainda não sabe como fazer isso virar sua realidade, a recomendação é só uma: continue firme a sua Sadhana.

Depois de um tempo já sendo vegetariana, eu li um livro em que encontrei relatos de um experimento feito em

1960 pelo PhD James V. McConnell[19], o qual achei muito interessante e gostaria de compartilhar. Ele descreve um pensamento que já existia dentro de mim. O pesquisador piscava uma lanterna nas planárias (uma espécie de verme) e depois lhes dava um choque. Depois de algumas vezes, as planárias se enrolavam assim que a lanterna piscava, antes mesmo do choque elétrico. A conclusão era de que o bichinho havia aprendido que, se a lanterna pisca, logo vem o choque.

Depois o pesquisador cortou as planárias em pedaços e deu de comida para outros vermes canibais. Passado algum tempo, ele piscou a lanterna e o que aconteceu? Esses outros vermes canibais se enrolaram, exatamente como as planárias que eles comeram faziam! Ou seja, o pesquisador constatou que a memória foi transferida. Quando li isso, concluí: Ah, então o que eu pensei lá atrás sobre a energia que está nas carnes que a gente consome estava correto! Eu estou convencida de que isso é possível, embora um estudo sozinho não seja suficiente para provar uma teoria no nosso mundo acadêmico. No entanto, esse estudo foi marcante e deixou no ar dúvidas até hoje não respondidas.

Outros dois livros me ajudaram muito a evoluir a maneira como me alimento e como vejo os alimentos. Um deles é o Absolute Beauty, da Pratima Raichur, sobre os princípios de Ayurveda, e o outro é Harmonic Healing, da PhD Linda Lancaster. Uma frase que para mim só solidificou o que descobri na minha própria trajetória, mas que eu não sabia como explicar, está no livro da Pratima, onde ela escreve:

---

19   Biólogo americano e psicólogo animal, conhecido por sua extensa pesquisa sobre transferência de memória em planárias.

"A peça do quebra-cabeça da ciência ocidental é – como algo abstrato como a 'mente' pode afetar ou até se tornar algo físico – encontrada nos Vedas". Ou seja, dentro de Ayurveda, a chave para viver bem e com saúde é cuidar do corpo físico, do corpo energético, do corpo mental e, claro, da sua alma, que vem do Vedas.

Acredito que em breve, com novas tecnologias quânticas[20], a ciência ocidental vai aos poucos se alinhar com a ciência milenar do Ayurveda e outras práticas holísticas. No meu ponto de vista, em um futuro próximo existirá espaço para as duas práticas. Algo mais agudo, que precise de um alívio imediato, será melhor tratado com a medicina ocidental; por exemplo, um braço quebrado ou um câncer em estado já bem avançado. Doenças crônicas, por outro lado, serão melhores tratadas com medicina holística e será necessária a disciplina do paciente também.

Eu acredito na medicina holística, pois experimentei seus benefícios no tratamento de eczema com a Dra. Linda Lancaster, então hoje tento ao máximo seguir as recomendações ayurvédicas no meu dia a dia. Meu corpo e minha mente sentem rapidamente os efeitos de uma boa alimentação. Não sinto que preciso esperar para que avanços científicos na ciência ocidental comprovem esses benefícios da Ayurveda para então mudar meus hábitos. Para mim, foi suficiente sentir a transferência de um sentimento para o meu corpo físico em forma de dor crônica. Sobre a possibilidade de uma transferência entre seres vivos, eu acredito que seja mesmo possível, como já comentei.

---

20   Campo emergente em física e engenharia baseado nos princípios da física quântica.

Outro ponto que eu gostaria de mencionar brevemente é que não é só a proteína animal que não faz bem para o nosso corpo, segundo yoga e Ayurveda. Álcool, açúcar, drogas, tudo isso faz tão mal quanto a carne. Eu vejo assim: praticamos yoga para ter mais clareza mental, para nos sentirmos mais leves. Se o alimento deixa a mente menos consciente, menos clara, mais densa, o consumo deve ser reduzido ou eliminado. Você não precisa fazer nada do que eu fiz, nem fazer o que yoga e Ayurveda recomendam. Se você acha que tudo isso é muito extremo para você, lembre-se de que você só precisa fazer a sua Sadhana. Com o tempo, as respostas e mudanças de que você precisa virão.

8. Kundalini Yoga e nome espiritual

Quando eu nasci, meus pais me deram o nome de Daniela Cardoso Palacio. Palacio é o sobrenome do meu pai Carlos. Dada toda a história entre nós, eu nunca me senti confortável em carregá-lo, nunca tive nenhuma conexão com ele. Nas camisetas do time de natação, muitas vezes eu usava o sobrenome Cardoso. Nunca consegui criar uma assinatura com o sobrenome Palacio com a qual me identificasse. Eu travava. Em 2007, o então deputado federal Clodovil criou uma lei pela qual o enteado poderia adotar o nome do padrasto. Quando eu descobri isso, não tive dúvidas: fiz um processo para mudar meu sobrenome para o do meu pai Bira, que é Mattos.

Essa troca foi muito linda e especial. Tive de me colocar em frente ao juiz e dizer o que o pai Bira significava para mim. Fizemos um álbum de fotografia para mostrar ao juiz como o pai Bira era de fato o meu pai e trouxemos amigos da nossa família para serem testemunhas do nosso relacionamento de pai e filha. Em 2011, troquei meu nome para Daniela Cardoso Mattos e foi quase que automático: assim que troquei, eu já sabia como fazer uma assinatura. Era como se a assinatura já existisse e eu só tivesse formalizado o processo.

Bem no ano seguinte, eu casei. Não queria trocar meu nome, mas senti que para o meu marido era algo que importava. Nos Estados Unidos, as pessoas, em sua maioria, têm somente um sobrenome. E o Cardoso, apesar de ser sobrenome no Brasil, aqui nos Estados Unidos é meu nome do meio. Resumindo, eu adicionei o nome Turcinov ao meu sobrenome, então meu nome completo legalmente hoje é: Daniela Cardoso Mattos-Turcinov. Ficou tão longo que, mesmo sendo o meu nome legal, eu uso Daniela Mattos para facilitar.

Já sobre o meu nome espiritual, a história é a seguinte: quando eu estava preenchendo o formulário para o meu curso de formação em Kundalini Yoga, havia as opções: nome legal e nome espiritual. Quando li aquilo, pensei: Nome espiritual? O que é isso? Fui ao site oficial da organização 3HO e vi que lá tinha a opção de pedir seu nome espiritual, que é mais uma ferramenta para ajudar você a elevar sua consciência e vibração por meio do Nadh (som) e do significado do seu nome. É a identidade da sua alma. Quanto mais você usa o seu nome espiritual, mais você atrai seu destino, mais próximo fica do seu Dharma. Não tive dúvidas, na hora eu quis saber qual era o meu nome espiritual.

Achei que fosse usá-lo assim que recebesse, mas acabou não sendo assim por vários motivos. Hoje, muitos amigos dentro de Kundalini Yoga sabem que o meu nome é Amrita Deva Kaur, que significa "princesa ou leoa que incorpora o néctar doce da graça de Deus no mundo". Mas eu não consegui utilizá-lo no meu dia a dia. Ainda sou muito apegada ao nome Daniela Mattos, que é o que uso para praticamente tudo. Acho que, pelo fato de eu não ter usado o nome Daniela Mattos durante grande parte da minha vida e ele significar tanto para mim, eu ainda estou muito apegada, não sei.

Não usar o meu nome espiritual me incomodava, mas em fevereiro de 2020, enquanto eu estava fazendo um dos treinamentos de nível 2 de Kundalini Yoga na Califórnia, o motorista do Uber me disse assim que entrei: "Daniela... você sabe o que o seu nome significa?". E eu disse: "Algo com a palavra juiz, mas não lembro". E ele falou com a segurança de um professor acadêmico: "Dan, juiz; i, meu; ela, Deus. O seu nome significa: Deus é meu juiz". Aí eu logo me dei conta de que meu nome já é bem espiritual.

Eu amo o meu nome espiritual vindo de Kundalini Yoga, não me entenda mal, e quem sabe um dia irei usá-lo o tempo todo, mas ainda não é a hora. Por enquanto, eu sou a Daniela Mattos.

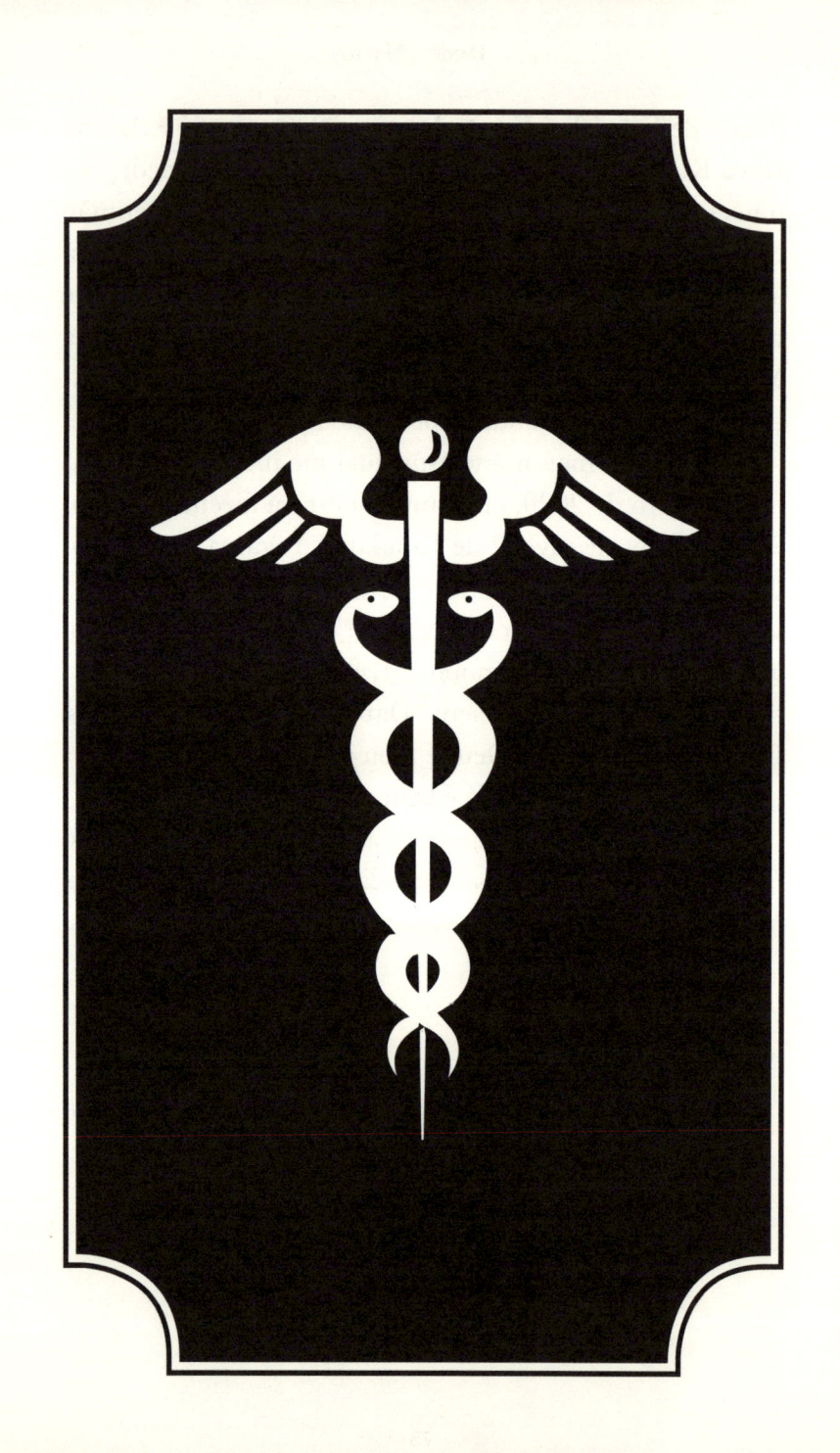

SEGUNDA PARTE: COMO USAR ESTE MANUAL

1. O que este manual contém

Neste manual, eu compartilho kriyas e meditações curtas que você pode fazer em quinze minutos ou até menos. Kriyas são exercícios com resultados conhecidos. São bem prescritivas, com descrições específicas, e podem ser um exercício sozinho ou uma sequência. Em cada kriya você pode ter posições (asana), movimentos, instruções de respiração, meditação e cantos devocionais, tudo em uma sequência específica. Existem mais de 5.000 exercícios entre kriyas, pranayamas e meditações que podemos praticar.

Os exercícios que eu compartilho com vocês são apenas uma fração do material existente, mas neste livro estão os que eu uso ou já usei e acredito serem essenciais para vivermos bem e sermos felizes na Era de Aquário. As meditações e kriyas aqui compartilhadas foram ensinadas por Yogi Bhajan. Como já comentei anteriormente, condeno as ações dele com várias mulheres, mas não posso negar o valor dos ensinamentos que ele nos trouxe. Esses textos são como diamantes de valor inestimável, que um dia serão conhecimentos comuns de toda a humanidade.

Uma aula completa nos estúdios de Kundalini Yoga tem entre 75 e 90 minutos. Em cada uma, combinamos essas kriyas, pranayamas (exercícios de respiração), mantras, relaxamento e meditação de formas diferentes, fazendo com que cada aula seja uma experiência única. Praticar os ensinamentos que compartilho neste livro diariamente, como parte da sua Sadhana, é uma das maneiras mais eficientes para a evolução da sua consciência, porém, não deixe de experimentar uma aula de Kundalini Yoga completa ao vivo, on-line e em grupo.

2. Meditação e meditação prescritiva

Você tem que buscar a meditação que gosta e eu sei que existe uma para você. Meditações do tipo mindfulness (atenção plena), Metta, Transcendental e visualizações são maravilhosas e possuem muitos benefícios comprovados. Elas relaxam a mente e o corpo, diminuem a dor crônica em quase um terço das pessoas que praticam, ajudam dois terços das pessoas que sofrem com insônia e diminuem os hormônios de estresse, entre várias outras coisas.

Porém, as kriyas e meditações prescritivas de Kundalini Yoga são muito mais específicas. São fáceis de executar, porém avançadas, e agem no nosso corpo físico, mental, emocional e espiritual de maneira mais eficiente. Basicamente, a ciência de Kundalini Yoga utiliza todos os possíveis aspectos e capacidades do corpo humano, voz e som, movimentos e posturas físicas, diversos focos mentais e variados controles de respiração, transformando-o em seu instrumento para encontrar sua própria harmonia vibracional. Quanto mais eu entendo e experiencio o meu corpo, mais admirada fico com o potencial que temos dentro de nós. A palavra human significa, literalmente, "mente de luz" ou, como eu gosto de dizer, "ser de luz", por isso eu acredito no potencial infinito que existe dentro de cada um.

Existem profissionais na área da saúde que também são Kundalini yogis. Um dos pioneiros é o Dr. Dharma Khalsa, especialista em anestesia, controle de dor e medicina antienvelhecimento. Ele foi o primeiro a chamar as meditações de Kundalini Yoga de meditações médicas e usa os conhecimentos milenares da medicina ocidental e de Kundalini Yoga para ajudar seus pacientes. O Dr. Dharma Khalsa também é um dos cofundadores da Alzheimer's Research and Prevention Foundation (Fundação para pesquisa e prevenção do Alzheimer) e pioneiro no tratamento e prevenção do Alzheimer de forma holística.

Já no campo da neurologia, o PhD Sat Bir Khalsa é um neurocientista que conduz pesquisas no departamento Sleep Medicine (Medicina do Sono) na escola de medicina da Harvard. Juntos, eles já dedicaram décadas de estudos para provar por meios científicos, aceitos na comunidade médica ocidental, os benefícios da prática de Kundalini Yoga. Na minha opinião, a maioria dos médicos treinados na medicina ocidental não foram treinados para entender a mente, nem a física quântica, que é onde a mente atua. Quanto mais a física quântica ganhar espaço, mais os médicos irão entender o potencial de Kundalini Yoga e de várias outras terapias holísticas.

No Brasil, o Dr. Rodrigo Yacubian Fernandes, que trabalha no Hospital Sírio-Libanês em São Paulo, se dedica a pesquisar os benefícios da prática de Kundalini Yoga como tratamento auxiliar em áreas desde a psiquiatria até a oncologia. A Kundalini Yoga está ajudando muitos pacientes com TOC (Transtorno Obsessivo-Compulsivo).

3. Atestado médico

Kundalini Yoga pode ser praticado por todos. Porém, é importante ouvir com cuidado os limites do seu próprio corpo. Mesmo nos exercícios mais simples e meditativos, se você se sentir mal, recomendo que pare, recupere-se e continue de forma mais suave, se possível.

Se você tem alguma limitação física, o que pode fazer é simplesmente tentar manter o ritmo da respiração (se possível) e visualizar na sua mente que você está fazendo o exercício com o corpo físico, mesmo sem estar fazendo. Lembrando que nós somos muito mais que o nosso corpo físico, e os nossos corpos energético e mental são influenciados e beneficiados pela intenção e visualização.

Kundalini Yoga não substitui nenhum tratamento médico ou psicológico. É para ser usado como uma prática auxiliar a qualquer tratamento que você estiver fazendo e para prevenção. Se tiver dúvidas, fale sempre com o seu médico ou terapeuta de confiança.

4. Praticar Kundalini Yoga é perigoso?

Esta é a pergunta mais frequente que eu recebo no meu canal do YouTube. Existem inúmeros vídeos falando sobre como é perigoso despertar essa energia e mitos que dizem que até quem ensina está em risco. Como você já leu nos capítulos anteriores, esta não é a minha experiência nem a dos meus professores, que ensinam essas técnicas há décadas.

Cada prática individual de Kundalini Yoga faz com que a Energia Kundalini flua e, além disso, fortalece o sistema nervoso, mas funciona como um conta-gotas, um pouco mais a cada prática. Com o tempo, você irá fortalecer o seu sistema nervoso, ajudando cada vez mais essa energia a fluir. O que eu acredito que possa ter comprometido a experiência de algumas pessoas fazendo outros tipos de prática é um sistema nervoso despreparado para sustentar a Energia Kundalini. Por isso elas tiveram experiências tão negativas.

O fato de Kundalini Yoga não ser perigoso não quer dizer que você não possa ter uma experiência negativa. Nunca sabemos que emoção, sentimento, trauma ou desejo está pronto para sair do subconsciente. Caso a experiência seja negativa – o que já aconteceu comigo algumas vezes –, eu primeiro sinto gratidão, pois agora esse sentimento e essa emoção fazem parte da minha consciência e eu poderei, de fato, limpar minha mente. Segundo, dependendo de como me sinto, eu vou caminhar, nadar, tomar um banho, escutar uma música ou mantra e, assim, me dar a oportunidade de "digerir" a experiência.

5. Como iniciar a prática de Kundalini Yoga

Para iniciar cada prática de Kundalini Yoga, você canta o mantra de conexão, também chamado de Adi Mantra. Antes de explicar mais sobre ele, eu gostaria de esclarecer como vejo o Adi Mantra, pois, após o lançamento do livro da Pamela, muitas pessoas vêm dizendo que também foi invenção do Yogi Bhajan e que o mantra nos conecta à cadeia dourada e também a ele.

A cadeia dourada é composta por professores de Kundalini Yoga do passado, presente e futuro, vai além do tempo e espaço. Eu acredito que ela conecta todos nós, e, para mim faz sentido, pois de qualquer forma somos todos um. Porém, para mim, o que faz mais sentido quando você lê a tradução do mantra é conectar-se com a sua essência. E é exatamente com ela que me conecto toda vez que canto esse mantra. Experimente iniciar com o mantra da conexão e veja como você se sente. Na minha experiência, vejo que a maioria dos alunos gosta de iniciar dessa forma por sentirem a conexão com sua própria alma.

Então, para fazer o mantra da conexão, você deve sentar de pernas cruzadas ou na cadeira, levar as mãos ao peito em posição de oração, fechar os olhos, focando-os no ponto entre as sobrancelhas, e inspirar profundamente, repetindo três vezes: **ONG NAMO GURU DEV NAMO**. A tradução deste mantra é: "Eu reverencio a Sabedoria Infinita dentro de mim". Esse mantra é em Gurmukhi e tem uma vibração muito alta; experimente que você sentirá. Mas, se não quiser fazer o mantra em Gurmukhi, pode cantar em português mesmo. Falamos esse mantra por várias razões, mas principalmente para comunicar à nossa mente lógica que agora ela não está mais no controle, que por ora estamos seguindo a nossa alma, a nossa conexão divina.

O nosso corpo energético é a nossa primeira defesa, seja nos protegendo energeticamente de pessoas tóxicas ou de doenças no nosso corpo físico. Tudo acontece primeiro no campo energético e depois se manifesta no físico.

Você verá nas fotos (ou nos meus vídeos on-line) que eu uso roupas brancas e cubro a minha cabeça. Você não precisa fazer isso, eu mesma às vezes não faço. Para que você entenda, usamos roupas brancas de fibras naturais, pois elas ajudam a expandir o nosso corpo energético, que de certa forma nos protege como se fosse um escudo. Cobrimos a cabeça, pois queremos conter a energia do sétimo chacra (chacra da coroa) e também porque nos ajuda a ter mais concentração na hora de meditar. Só faça isso se você achar que faz sentido para você. No meu caso, eu me apaixonei aos poucos pela leveza que sinto que a cor branca me traz. Experimente, se quiser, e depois decida.

Durante os exercícios, nas respirações, muitas vezes usamos o bij mantra, ou mantra semente, SAT NAM, que, como explicado anteriormente, significa "Verdade é a minha Identidade". Nos exercícios, inspiramos e repetimos mentalmente SAT, depois soltamos o ar e, mentalmente, repetimos NAM. Ao final de cada prática, você volta a trazer as mãos em frente ao peito em posição de oração, com os olhos fechados. E então pode escolher finalizar cantando de uma a três vezes o SAT bem longo até quase acabar o ar e o NAM curtinho.

Nas aulas presenciais completas, ao final da prática, cantamos ou recitamos a canção do Eterno Sol, que é a seguinte:

"Que o Eterno Sol te ilumine
Que o Amor te rodeie
E que tua Luz pura interior guie seu caminho"

A versão que eu mais gosto é a do grupo Semente Cristal. Às vezes coloco para tocar como música ambiente durante as minhas tarefas diárias. Tem na minha lista no YouTube e você pode encontrar no iTunes ou Spotify.

6. Minutos de meditação e Sadhana

A ciência da meditação e do Yoga passou pelo mais difícil de todos os testes: o tempo. Esses conhecimentos não foram preservados por sorte, mas, sim, porque cada mestre que os aprendeu sentiu no seu próprio corpo, na sua própria vida, a eficácia e a veracidade dos resultados desses exercícios. Ao longo dos anos, os antigos yogis observaram o impacto que a meditação tinha no seu próprio corpo e foram passando esse conhecimento adiante. Com base no curso Professor Aquariano™ KRI Nível 1 – Formação de Instrutores:

- Meditar por 3 minutos impactará seu campo eletromagnético, sua circulação e estabilizará seu sangue.
- Meditar por 11 minutos começará a transformar seus nervos e seu sistema glandular.
- Meditar por 22 minutos equilibrará as três mentes e elas irão começar a trabalhar juntas.

- Meditar por 31 minutos permitirá que as glândulas, a respiração e a concentração afetem todas as células e os biorritmos do seu corpo. As três qualidades (gunas), todos os elementos (tattvas) e camadas mais profundas da mente serão impactados pela meditação.
- Meditar por 62 minutos irá alterar a camada cinzenta do seu cérebro. O subconsciente, "a mente sombra", e a nossa projeção são integrados.
- Meditar por 2 horas e 30 minutos irá mudar sua psiquê e a sua correlação com o campo magnético ao seu redor, para que a mente subconsciente seja alinhada ao novo padrão, rodeando a Mente Universal.

Não precisa se assustar, pois neste manual os exercícios são de, no máximo, 15 minutos. Porém, acho importante compartilhar o que acontece se você meditar por períodos mais longos. Conforme for praticando, você irá, sim, conseguir meditar por mais tempo, e isso acontecerá naturalmente. Outro detalhe: mais importante do que meditar por bastante tempo é meditar com frequência. Ou seja, é melhor você meditar todos os dias por 3 minutos do que uma vez na semana por 22. Criar o hábito de meditar diariamente é criar o que chamamos de Sadhana. Lembrando que Sadhana significa "prática diária espiritual".

Ao longo dos milênios, os yogis também perceberam que a quantidade de dias seguidos em que você faz a mesma meditação tem efeitos diferentes na sua mente e, principalmente, na sua vida. Por exemplo:

- Meditar por 40 dias seguidos desfaz hábitos que bloqueiam a sua expansão e, assim, ajuda você a mudar um hábito.
- Meditar por 90 dias seguidos confirma o novo hábito na sua consciência e subconsciência, dependendo da meditação escolhida. Mudará você de maneira profunda.
- Meditar por 120 dias seguidos faz com que o novo hábito seja você, confirma o novo hábito. Os benefícios da meditação serão integrados à sua psiquê.
- Meditar por 1.000 dias seguidos faz incorporar com maestria o novo hábito.

7. Antes de iniciar os exercícios

Compartilharei nas próximas páginas práticas milenares exatamente como foram ensinadas por Yogi Bhajan. Também irei compartilhar como eu uso cada uma delas na minha vida. Espero que elas te ajudem assim como me ajudam, e que você tenha também uma vida mais plena e feliz.

Não se esqueça de sempre fazer o Adi Mantra antes de cada exercício e de terminar com a canção do Eterno Sol ou Sat Nam.

Lembrando que, se você está sob tratamento médico, essas práticas não o substituem. Elas podem ser usadas como tratamentos auxiliares ou preventivos. Doenças mentais, como ansiedade, depressão e fadiga mental, devem ser levadas a sério e acompanhadas por médicos e profissionais capacitados.

Agora, vamos começar a parte que interessa.

TERCEIRA PARTE: MANUAL DE MEDITAÇÕES E KRIYAS PARA VIVER BEM

1. Se você sente, você transcende!

Após incorporar Kundalini Yoga à minha vida, eu passei a usar essa ciência para manter meu equilíbrio e viver melhor, viver de uma forma que eu não achava que fosse possível. Mesmo morando em uma das cidades mais estressantes e ansiosas do mundo, onde todos acreditam que têm personalidade tipo A, eu encontrei a minha paz. A personalidade do tipo A, em Nova York, é vista como uma qualidade, porém, na minha opinião, pode também ser uma personalidade egocêntrica, obcecada por perfeição e extremamente competitiva. Eu já fui assim, quase todos que vão morar em Nova York acabam ficando assim. Por isso acredito que é uma cidade difícil e dura para muita gente.

Muitos dos alunos que vêm à minha aula chegam até Kundalini Yoga porque sentem dentro deles uma insatisfação com a realidade em que estão vivendo. É como se algo dissesse que existe outra maneira de viver. A nossa sociedade está extremamente globalizada, mas o sentimento de isolamento, de desconexão e de falta de propósito reina quase absoluto. Passamos anos pensando que falta algo, mas não sabemos o que é. Buscamos fora de nós algo que nos complete por dentro, pois não sabemos que essa busca acaba somente quando olhamos para dentro. Esse vazio que não é cuidado, com o passar da vida, cria feridas. Não sabemos como serão essas feridas, mas, para algumas pessoas, esse vazio desenvolve ansiedades, depressão fria, ou até doença mental ou física.

A vida moderna deu uma parada durante a pandemia do coronavírus. Eu não vou falar aqui todos os efeitos negativos dessa paralisação na sociedade, mas, para muitas pessoas, essa pausa foi uma oportunidade de mergulhar dentro de si mesmas. Durante a primeira fase da pandemia, muitos canais de yoga e meditação cresceram sua base de inscritos. Já dá para afirmar que a pandemia de 2020 resultou em um grande despertar de pessoas em todo o mundo.

Por isso eu digo: se você sente, você transcende. Se você sente que algo está fora do lugar, é porque dentro de você existe uma chama, mesmo que pequenina. Essa chama quer brilhar mais forte, quer ajudar você a superar a si mesmo. Dê a ela uma chance, e uma maneira de fazer isso é praticando Kundalini Yoga. A prática não criará nada novo dentro de você, somente dará combustível para que essa chama se fortaleça a ponto de brilhar tão forte que iluminará o seu caminho.

As quatro práticas neste capítulo são recomendadas para qualquer problema, de tão poderosas. Eu poderia tê-las adicionado em todas as sessões a seguir, mas ficaria repetitivo e chato. Então, mesmo nas sessões que só têm um exercício, essas quatro também servem. Duas delas (Kirtan Kriya e Sat Kriya), segundo Yogi Bhajan, fazem parte das "três grandes". São kriyas que, de acordo com ele, seriam suficientes para atravessar a Era de Aquário caso todas as outras que ele ensinou fossem perdidas. Estou compartilhando duas dessas três. A última delas – que foi a primeira meditação que eu fiz por quarenta dias no meu treinamento – se chama Sodharshan Chacra Kriya e vou deixar para o final do livro.

Kirtan Kriya – nos carregando pela Era de Aquário

Eu amo esse kriya, faço com frequência e foi a primeira meditação que ensinei aos meus filhos aos 3 anos de idade. Ela é ótima para iniciantes e meditadores experientes. Também faz parte do programa de prevenção de Alzheimer na fundação do Dr. Dharma Singh Khalsa[21].

Nesse kriya, você usará quatro componentes: mantra, mudra (posição das mãos), voz e visualização. Para realizá-la, após fazer o mantra da conexão, sente-se em uma posição confortável, com a coluna ereta e o queixo levemente para dentro. Descanse as mãos nas pernas.

---

21 Um estudo randomizado e controlado de Kundalini Yoga em deficiência cognitiva leve.

Foco

As pálpebras ficam fechadas e os olhos focam no ponto entre as sobrancelhas.

Mantra

Usamos os cinco sons originais, também chamados de Panj Shabd – S, T, N, M, A –, que são os que compõem nosso bij mantra Sat Nam, porém, neste kriya, são aplicados de forma desconstruída:

SAA – Infinito, cosmos, início
TAA – Vida, existência
NAA – Morte, mudança, transformação
MAA – Renascimento

Nesse mantra, cantamos o ciclo da criação. Cada sílaba demora em torno de um segundo e o processo todo dura cerca de quatro segundos.

Mudra

Acompanhando cada sílaba acima, vamos ter uma mudra ativa (posição dos dedos e das mãos), com os braços esticados e as mãos descansando nos joelhos. Em cada movimento dos dedos, aperte firme, mas não tão firme que pare a circulação e o dedo fique branco.

SAA – o dedo indicador e o polegar se tocam
TAA – o dedo do meio e o polegar se tocam
NAA – o dedo anular e o polegar se tocam
MAA – o dedo mindinho e o polegar se tocam

Veja as imagens a seguir:

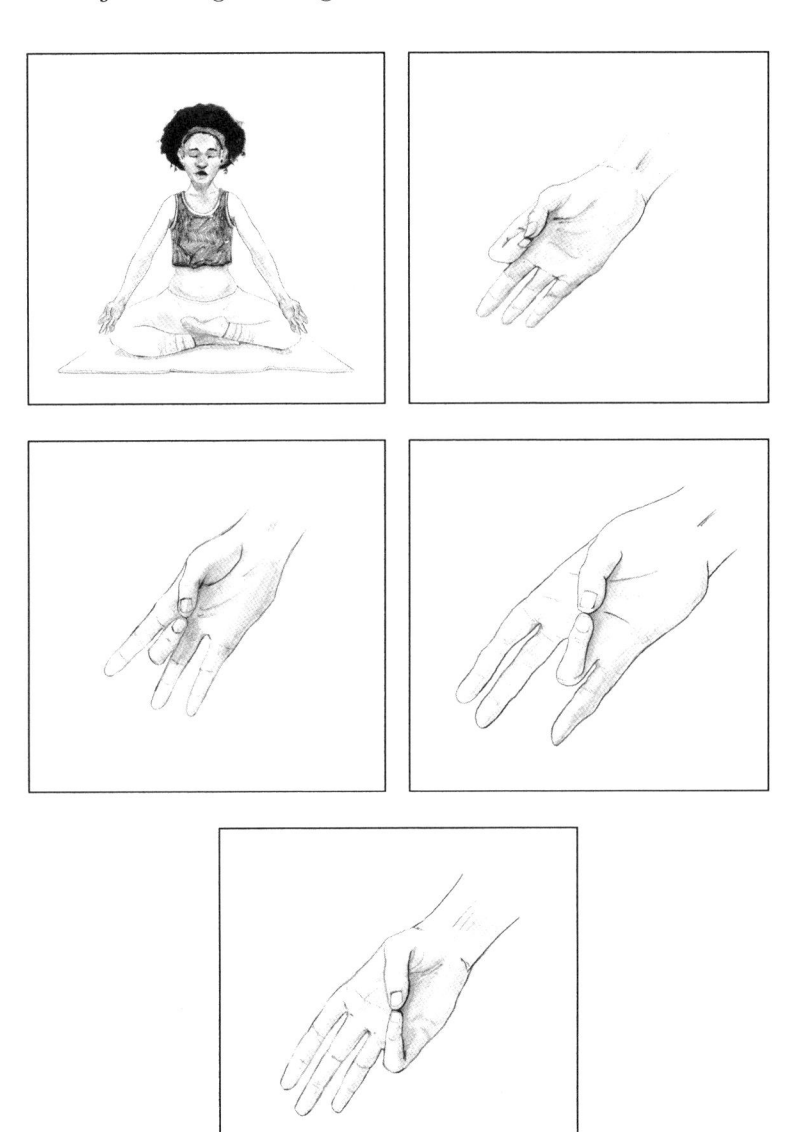

Visualização

Enquanto você medita nos cinco sons originais (Panj Shabd), irá imaginar uma luz, uma energia entrando pelo topo da sua cabeça (décimo portão, também chamado de chacra da coroa) no início da sílaba. Quando estiver terminando a sílaba (no som AA), imaginará essa mesma energia saindo pelo ponto entre as sobrancelhas, o sexto chacra.

Essa visualização ajuda a direcionar a energia da meditação. Algumas pessoas experienciam dor de cabeça durante esse kriya, o que pode ser causado por se esquecerem de direcionar a energia com a visualização.

Voz

O mantra é cantado de três formas, cada uma delas considerada uma diferente linguagem da consciência.

Voz alta (voz humana) – consciência das coisas do mundo

Sussurro (voz dos amantes) – experienciando a vontade de pertencer

Silêncio (voz do Divino) – meditando no Infinito ou vibrando mentalmente

Para iniciar a prática

Sente na posição fácil (de pernas cruzadas) ou de uma forma confortável em uma cadeira e medite no ponto entre as sobrancelhas. Foi ensinado por Yogi Bhajan para ser uma meditação de 31 minutos, porém você pode ajustar para 13 ou 17, mantendo sempre a proporção:

Cante em voz alta por 5 ou 2 minutos
Sussurre por 5 ou 2 minutos

Em silêncio, repita mentalmente o mantra por 10 ou 4 minutos
Sussurre novamente por 5 ou 2 minutos
Cante em voz alta novamente por 5 ou 2 minutos

Para finalizar
Inspire profundamente e pause a respiração por, no máximo, um minuto. Durante essa pausa, você tem que estar se sentindo relaxado e imóvel. Após esse minuto, estique as mãos e os dedos para cima, alongue a coluna e faça várias respirações longas e profundas.

O tempo da prática pode ser ajustado para mais ou para menos, mas esse minuto de silêncio e quietude no final é invariável.

Comentários
Cada vez que você faz a mudra das mãos entre o polegar e os dedos, o ego "sela" o efeito daquela mudra na consciência. A seguir, os efeitos delas neste kriya:

PLANETA	DEDO	MUDRA	EFEITO
Júpiter	Indicador	Gyan Mudra	Conhecimento
Saturno	Dedo do meio	Shuni Mudra	Sabedoria, paciência, inteligência
Sol[22]	Anular	Surya Mudra	Vitalidade, energia da vida
Mercúrio	Dedo mínimo	Buddhi Mudra	Habilidade de comunicação

---

22   Em astrologia e yoga, o Sol é considerado um planeta.

Praticar essa meditação traz um equilíbrio mental total para a psique do indivíduo. Com a vibração em cada ponta de dedo, você alterna a polaridade eletromagnética. O dedo indicador e o anular são carregados negativamente em comparação aos outros dedos. Isso causa um equilíbrio na projeção eletromagnética da aura. Se, durante a parte em que você fica em silêncio, a tua mente vaga incontrolavelmente, volte ao sussurro e à voz alta, depois sussurre novamente e volte ao silêncio.

Faça isso quantas vezes forem necessárias para se manter alerta. Praticar meditação é tanto uma ciência quanto uma arte. É uma arte na maneira com que molda a sua consciência, no refinamento das sensações e na clareza (os insights) que produz. É uma ciência na maneira com que produz resultados certos. Cada meditação é baseada na experiência testada por muitas pessoas, em muitas condições ao longo de muitos anos. É baseada na estrutura da psique e nas leis de ação e reação que acompanham cada som, movimento e postura.

As meditações como kriyas formulam essa ciência de maneira que possamos praticar para obter certos resultados. Por serem tão eficientes e exatas, podem também diminuir a eficiência facilmente se não forem executadas corretamente. Cantar o Panj Shabd – a forma primária do Sat Nam – tem uma energia profunda, pois estamos separando a semente (bij ou átomo) do som Sat Nam em seus elementos primários.

Eu gosto de fazer Kirtan Kriya usando a música Kirtan Kriya do grupo Tera Naam. A Kirtan Kriya está disponível no meu canal do YouTube: Daniela Mattos Kundalini Yoga.

Sat Kriya – o kriya essencial de Kundalini Yoga

No meu canal do YouTube, fiz um vídeo chamado "Uma das meditações mais completas de Kundalini Yoga" explicando o Sat Kriya com um breve banho de Gongo após o exercício.

Para acessar o canal, digite Daniela Mattos Kundalini Yoga no Youtube.

Postura

Sente-se nos calcanhares, na posição de rocha, de joelhos encostados. Estique os braços acima da cabeça, mantendo os cotovelos esticados também, até os braços "abraçarem" os lados da cabeça. Entrelace os dedos, com exceção dos indicadores. Coluna ereta e imóvel. Não vamos mover a coluna nem a pélvis. Mantenha-se sentado firmemente nos calcanhares durante o kriya.

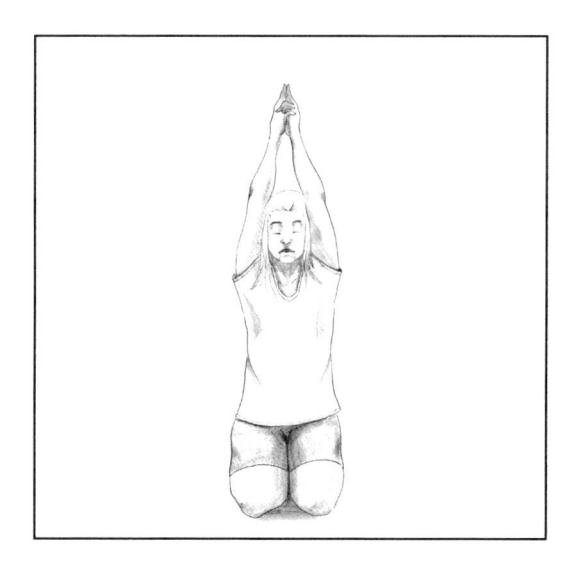

Mantra e ritmo

Comece a cantar Sat Nam de forma constante e rítmica cerca de oito vezes por dez segundos. Você contrai o umbigo, trazendo o abdômen em direção à coluna, e canta Sat com o som vindo do umbigo. Sinta a pressão que faz no terceiro chacra. Com o som Nam, você relaxa toda a barriga.

Continue nesse ritmo. As travas[23] mulbandh e uddiyana bandha são feitas automaticamente.

Cria-se uma onda desde o umbigo, gradualmente, até o abdômen superior. A força é pelo umbigo e as duas travas se encaixam coordenadamente. Essa contração natural das duas fechaduras corporais e energéticas cria o equilíbrio fisiológico. A pressão arterial é mantida. O ritmo da contração e relaxamento produz ondas energéticas que circulam, energizam e curam o corpo.

Foco

Foque no som Nam. Pode ser no umbigo ou no ponto entre as sobrancelhas.

---

23 Mulbandh é como uma trava hidráulica no nosso corpo físico e energético na base da espinha. Você faz mulbandh quando contrai o reto, os órgãos sexuais e o abdômen inferior. Dessa forma, você envia o excesso de energia sexual e redireciona para a criatividade e para a autocura física. Já o Uddiyana Bandh é uma trava que permite que a energia do abdômen inferior suba. O diafragma forma uma barreira física e energética entre o abdômen inferior e o tórax superior. Para fazer o uddiyama bandh você precisa estar com o estômago vazio; inspire profundamente, solte o ar completamente e somente depois contraia a região abdominal inteira, especialmente a região acima do umbigo.

Respiração

A respiração irá se regular automaticamente. Não precisa focar na respiração neste exercício.

Duração

Inicie praticando por 3 minutos, podendo fazer até 31.

Para finalizar

Inspire e gentilmente contraia os músculos desde os glúteos até o final da coluna. Pause rapidamente a respiração e concentre-se no topo da cabeça. Solte o ar completamente. Inspire, solte o ar totalmente e segure a respiração enquanto você faz as três grandes travas – mahabandh[24] – contraindo a pélvis inferior, elevando o diafragma, trazendo o queixo para dentro e contraindo todos os músculos desde os glúteos até o pescoço[25]. Segure sem ar entre 5 e 20 segundos, dependendo da sua capacidade. Inspire. Relaxe. Praticando esse kriya sozinho, é necessário fazer relaxamento (savasana) por um tempo duas vezes maior do que o do exercício feito.

---

24   Mahabandh é quando fazemos as três travas juntas: mulbandh, uddiyana bandh e jalandhar bandh.
25   A trava do pescoço, chamada jalandhar bandh, é usada na maioria das meditações e dos pranayamas. Sente-se com a coluna ereta, eleve o peito e o esterno e traga o queixo levemente para dentro, mas mantenha a cabeça centralizada. Essa trava ajudará a deixar sua coluna ereta desde a lombar até o topo da cabeça, ajudando a energia fluir.

Comentário

Sat Kriya é essencial na prática de Kundalini Yoga. É um dos poucos exercícios que, sozinho, constitui um kriya completo.

Um kriya é um processo que trabalha em todos os níveis do seu ser – conhecidos ou não –, aumentando a sua capacidade de responder ao seu próprio nível sutil e na sua totalidade. Se você encara esse kriya com paciência, moderação e firmeza, o resultado final é certo. Se você tem pouco tempo disponível e está buscando uma prática encantadora, faça desse kriya sua rotina diária.

Uma das primeiras ações é equilibrar as energias dos chacras do triângulo inferior, centros distribuidores de energia, por meio da mistura do Prana e Apana[26] no nível do umbigo. Isso cria um calor no sistema e abre os canais sutis para o fluir da subida e rotação de energia. A contração do umbigo e a contração leve do mulbandh guiam, misturam o Prana e Apana e elevam a energia para os chacras superiores. Este kriya é também excelente para quem tem problemas digestivos e para transcender medos. A excelência do Sat Kriya é que ele une a energia dos três chacras inferiores. Essa ação multiplica o efeito e estabiliza as mudanças.

Sat Kriya tonaliza o sistema nervoso, acalma as emoções e canaliza a energia criativa e sexual do corpo. O sistema sexual é estimulado e fortalecido. Tranquiliza e libera fobias de caráter sexual, potência e capacidade.

Os principais erros cometidos durante o Sat Kriya são contrair o umbigo e fazer um mulbandh muito forte, ou

---

26 Prana é a força vital que cada respiração traz para dentro de nós e Apana é a força interna de eliminação.

elevar os braços com muita força, fazendo, assim, um udiyana bandh muito forte também e esquecendo a parte inferior. O que temos que fazer é ter equilíbrio: contrair o umbigo e, enquanto a contração é feita, o mulbandh acontece, seguido automaticamente do udiyana bandh. Conforme você contrai e faz as "fechaduras", você eleva o peito e o queixo vai para dentro levemente como consequência. Os braços ficam esticados e o movimento principal é no tronco, na coluna e no abdômen. A coluna fica ereta e não flexiona. A energia da posição vem naturalmente do ritmo e da onda iniciada com a contração do abdômen no SAT e liberada com o NAM.

A mistura sutil do Prana e Apana acontece com cada repetição do mantra. O mantra semente bij estabelece uma qualidade sattvic de neutralidade e quietude no umbigo. Isso possibilita que a energia Kundalini flua naturalmente, na proporção necessária para uma melhora física e mental, uma clareza espiritual e a cura.

Construa uma prática gradualmente

Inicie a prática de Sat Kriya fazendo somente 3 minutos. Foque sua atenção na forma, ritmo e concentração. Para gradualmente aumentar o tempo, comece com ciclos de 3 minutos de Sat Kriya e 3 minutos de relaxamento. Repita o ciclo de 3 a 5 vezes. Aumente gradativamente. Aos poucos, troque os ciclos por 5 minutos de Sat Kriya e 5 minutos de descanso. Depois adicione 3 a 5 minutos conforme você se sentir confortável. Em breve você conseguirá fazer até 31 minutos direto.

Erros comuns
Contrair os ombros como se estivesse fazendo encolhimento.
Mover o torso como se estivesse fazendo flexão da coluna em vez de deixá-la ereta e permitir que o movimento venha da área do umbigo.
Acelerar ou variar a velocidade do ritmo.
Diminuir o tom da voz em vez de mantê-lo igual durante o exercício.

Modificação de postura
Apesar de os efeitos não serem iguais, se você não puder se sentar nos calcanhares, sente na posição de pernas cruzadas (posição fácil).

Respiração, respiração de fogo e Erradicador de Ego

Respirar deveria ser algo tão simples, mas para a maioria das pessoas não é. Eu, pessoalmente, quando comecei a fazer pranayama (exercício para gerenciamento de respiração), me identifiquei na hora. Acredito que, por ter sido nadadora a minha vida inteira, sempre tive uma conexão forte com o ato de respirar, e esse foi o motivo. Cada vez que eu tinha que fazer um pranayama um pouco mais desafiador, sempre encarava com muito prazer, pois de certa forma sempre "brinquei" de controlar a respiração.

Quando pequena, eu brincava sempre de tentar ficar imóvel na água, boiando e vendo por quanto tempo eu aguentava. Quando boiava, sentia como se estivesse voando na água, e isso para mim sempre foi muito relaxante. Eu gostava também de observar meus pensamentos embaixo d'água. Mas, para muita gente, segurar o ar traz medo. Eu entendo e recomendo que você honre a sua sensação. Vejo isso com meus alunos e, se for o seu caso, vá aos poucos. O relacionamento que você tem com sua respiração é essencial para a evolução da sua consciência. Meus professores dizem que nove entre dez pessoas respiram errado. A maioria de nós respira de forma rasa e a respiração nunca chega ao fundo do pulmão, o que aumenta ainda mais a nossa ansiedade.

O exercício Erradicador de Ego é essencial para ajudar a melhorar o seu bem-estar, dar energia e o calibre que você precisa. Três minutos diários já farão uma grande diferença na sua vida. Porém, antes de pularmos diretamente para ele, precisamos aprender a respirar corretamente e aprender a respiração de fogo.

Entendendo a respiração

É importante lembrar que existe um aspecto mecânico e um aspecto sutil no ato de respirar. Mecânico porque, literalmente, você tem que abrir os pulmões, expandir o abdômen e o peito para que o ar entre e contrair o abdômen e o peito, trazer a barriga em direção à coluna, para que o ar saia do corpo. Já o aspecto sutil da respiração é porque em yoga acredita-se que a respiração traz para dentro de você a força vital que vem do Cosmos, o Prana que nos rodeia.

Se você nunca observou como respira, aqui está a minha recomendação: ponha o alarme de três a cinco vezes ao dia em horários aleatórios. Quando tocar, observe como você está respirando. Sinta seu abdômen mexer, observe se a respiração vai até o umbigo ou se para no meio do peito. Se você puder, durante um minuto, respire lenta e profundamente pelas narinas. Criando o hábito de observar a sua respiração, você irá aos poucos se conectar tão fortemente com seu corpo físico que começará a notar como ele lhe dá sinais antes de sair completamente de equilíbrio. Se você compreender esses indicadores, conseguirá fazer algo para voltar ao equilíbrio antes que seja tarde demais. Um dos meus primeiros vídeos no YouTube foi sobre isso. Ele se chama "Exercício de respiração para controlar a ansiedade: como controlar a ansiedade rapidamente e relaxar".

Quando você estiver confortável com o ato de respirar profunda e lentamente, recomendo que explore a respiração de fogo. É um dos alicerces de Kundalini Yoga e saber fazê-la é essencial para poder fazer o Erradicador de Ego e outros exercícios.

Como fazer respiração de fogo?
Requer prática, mas tenha paciência e seja gentil consigo mesmo. Respiração de fogo é uma respiração rápida, rítmica e contínua. A entrada (inspiração) e a saída de ar (expiração) têm o mesmo comprimento. Geralmente são feitas pelas narinas, mas em alguns exercícios talvez sejam feitas pela boca. A respiração de fogo não deve ser feita se você estiver no seu ciclo menstrual ou na gravidez. Se esse for o caso, você poderá substitui-la por respiração lenta e profunda.

Postura 1
Sente-se em uma posição confortável, coluna ereta, queixo levemente para dentro. Para entender como se faz respiração de fogo, ponha a mão esquerda no abdômen, dedo indicador da mão direita embaixo do nariz.

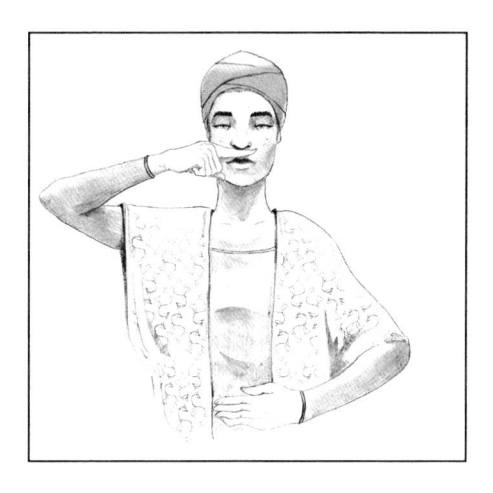

Respiração

Agora contraia rapidamente o abdômen. Note que a respiração de fogo faz com que o ar saia rapidamente pelas narinas. Automaticamente após o ar sair, você inspira. Experimente fazer dessa forma mais algumas vezes. O ritmo de uma respiração de fogo é de dois a três ciclos de respiração (inspiração/expiração) por segundo. Mas, se você precisar começar um pouco mais devagar, não tem problema. Aumente sua resistência aos poucos.

O abdômen tem sempre que se mover na respiração de fogo. Se você começar a fazer essa respiração rápida pelo peito, rasa, vai ficar tonto. Esse não é o objetivo. A ponta dos dedos pode ficar dormente, com a sensação de formigamento. Isso é normal, mas, se você ficar tonto, pare e se recupere.

Postura 2

Uma vez que você entenda a mecânica da respiração de fogo, pode baixar as mãos, deixando-as descansar no joelho, e fazer o gyan mudra[27] (dedo indicador e polegar se tocando).

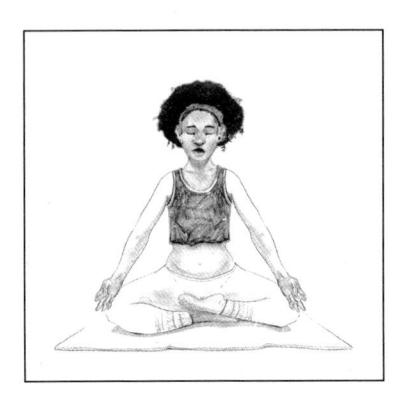

Foco
Os olhos ficam com as pálpebras fechadas, focam no ponto entre as sobrancelhas.

Duração
Inicie fazendo um minuto e experimente realizar diariamente até conseguir fazer por três minutos. Vai ser uma experiência incrível.

---

27 Mudra são posições das mãos que selam a energia. Gyan mudra usa o dedo indicador e o polegar. O dedo indicador está conectado com a energia do planeta Júpiter, que representa expansão, abundância e sabedoria. Esse é o mudra mais comum.

Alguns benefícios da respiração de fogo:

- Desintoxica o pulmão e o sangue
- Aumenta a capacidade pulmonar e a energia
- Fortalece o sistema nervoso, aumentando a tolerância ao estresse
- Equilibra o sistema nervoso simpático e parassimpático
- Fortalece o segundo chacra
- Melhora o sistema imunológico
- Melhora a oxigenação do cérebro, seu foco e a capacidade de manter a mente em estado neutro

No meu canal do YouTube, eu compartilho o vídeo "Respiração de Fogo: como fazer a respiração de fogo em Kundalini Yoga", no qual ensino o passo a passo de uma série básica.

Erradicador de Ego

O pranayama Erradicador de Ego é um passo além da respiração de fogo. Traz os mesmos benefícios e, além desses, muitos outros. Também consolida o seu campo magnético e deixa os dois hemisférios do cérebro despertos, aumentando a clareza mental.

Postura

Este exercício é feito sentado de pernas cruzadas na posição fácil. Coluna ereta e queixo levemente para dentro. Estique os braços em um ângulo de sessenta graus, mantenha os cotovelos sempre esticados. Feche os quatro dedos, tocando a ponta deles no final da palma da mão. Os polegares ficam esticados, apontados para cima.

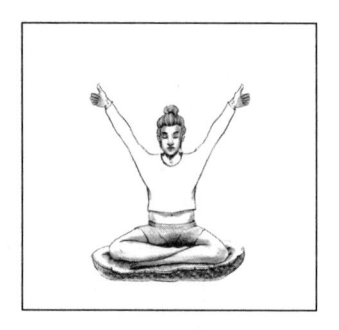

Foco
Os olhos ficam fechados com o foco acima da cabeça.

Respiração
Você irá respirar usando a respiração de fogo.

Duração
Inicie praticando um minuto e aos poucos aumente até três.

Finalização
Inspire profundamente e junte os polegares, ainda mantendo os braços esticados acima da cabeça. Quando os polegares tocarem, abra os dedos e comece a soltar o ar lentamente e a baixar os braços devagar, observando como você se sente até tocar no chão.

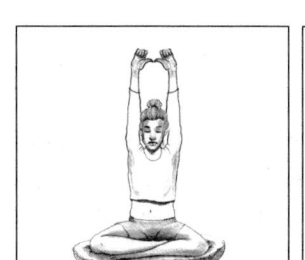

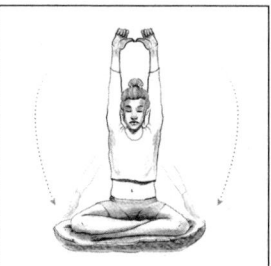

Quando você abaixa os braços, como se estivesse fazendo um arco, está tocando sua aura, seu corpo energético. Nesse movimento, você limpa negatividades e doenças, soltando tudo isso para a terra. Após terminar o exercício, tire um momento para se recompor.

Quanto mais você fizer o Erradicador de Ego, mais fácil será fazer a respiração de fogo e manter a clareza mental. Assim como os dois primeiros kriyas, ele é um catalisador de mudanças dentro e fora de você. Desfrute.

No vídeo "Aula de Kundalini Yoga para começar bem o dia", eu explico como fazer a série matinal a seguir e também o Erradicador de Ego.

Série matinal para despertar

Eu, pessoalmente, amo esta série. No começo eu não gostava, mas reconheço os benefícios e, hoje, sempre que consigo, faço como parte da minha Sadhana.

Após fazer o mantra da conexão, você pode começá-la:
Postura 1
Deitado de costas no chão, estique os braços ao lado do corpo, com os dedos esticados. Eleve os braços, o pescoço e os pés. As pernas ficam esticadas e os pés juntos, com os dedos dos pés apontados e elevados aproximadamente 15 centímetros do chão. Segure nesta posição durante todo o exercício. Ela se chama estiramento.

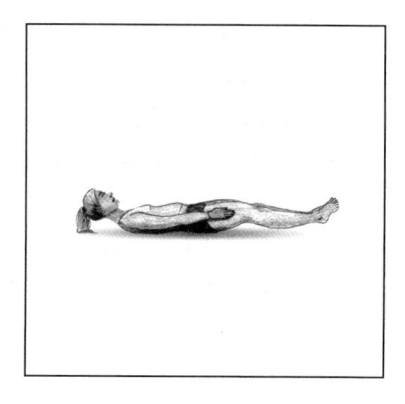

Respiração para postura 1
Respiração de fogo.

Foco
Mantenha os olhos abertos, focando nos dedões do pé.

Duração
Comece fazendo trinta segundos e aumente gradualmente, até que você consiga fazer três minutos sem interrupção.

Esse exercício é chamado de posição esticada (stretch pose). Certifique-se de que suas costas estão tocando no chão. Se a lombar não encostar, ponha as mãos embaixo dos glúteos. Se você precisar de intervalo, descanse alguns segundos e volte a fazer até completar o tempo desejado.

Postura 2
Traga os joelhos ao peito e segure com os braços. Eleve a cabeça e traga o nariz entre os joelhos.

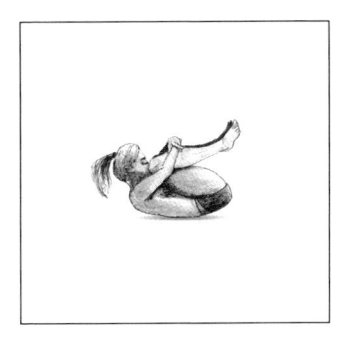

Foco

Olhos fechados e focados no ponto entre as sobrancelhas.

Respiração

Respiração de fogo.

Duração

Comece com um minuto e, gradualmente, aumente até três.

Esse exercício ajuda a soltar a tensão do pescoço e mistura Prana (força vital) e Apana (força de eliminação).

Postura 3

Mantendo a posição acima, comece a rolar para frente e para trás.

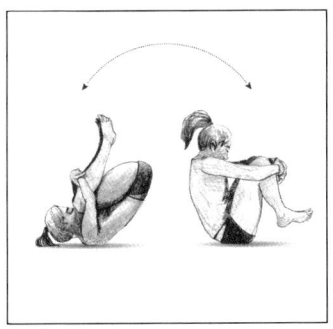

Foco

Mantenha os olhos fechados, focados no ponto entre as sobrancelhas. Coordene a respiração com o movimento.

Duração

Um minuto.

Esse exercício distribui a energia prânica por todo o corpo e relaxa os músculos.

Postura 4 ou Erradicador de Ego

Este exercício é feito sentado de pernas cruzadas, na posição fácil. Coluna ereta e queixo levemente para dentro. Estique os braços em um ângulo de sessenta graus, mantenha os cotovelos sempre esticados. Feche os quatro dedos, tocando a ponta deles no final da palma da mão. Os polegares ficam esticados, apontados para cima.

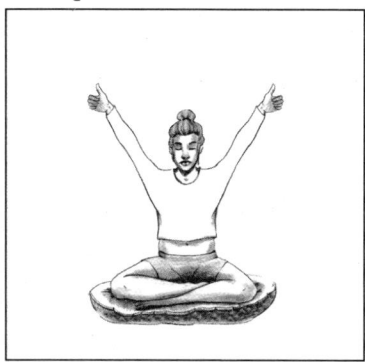

Foco

Os olhos ficam fechados com o foco acima da cabeça.

Respiração
Você irá fazer a respiração de fogo.

Duração
Inicie praticando um minuto e aos poucos aumente até três.

Finalização
Inspire profundamente e junte os polegares, ainda mantendo os braços esticados acima da cabeça. Quando os polegares se tocarem, abra os dedos e comece a soltar o ar lentamente e a baixar os braços devagar, observando como você se sente até tocar no chão. Quando você abaixa os braços, como se estivesse fazendo um arco, está tocando sua aura, seu corpo energético. Nesse movimento, você limpa negatividades e doenças, soltando tudo isso para a terra. Após terminar o exercício, tire um momento para se recompor.

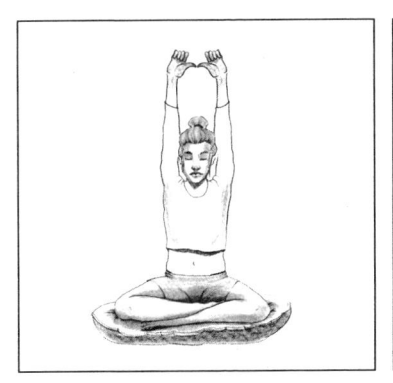

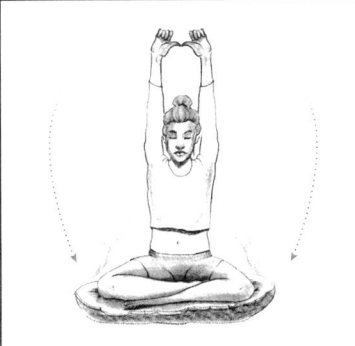

2. Sinta a tranquilidade dentro de você

Ah, se eu soubesse das ferramentas de Kundalini Yoga na época em que trabalhava no banco! O estresse diário era tanto que muitas vezes eu literalmente sentia a descarga de cortisol e adrenalina no meu corpo. Tempos complicados aqueles que eu vivi.

Lembro-me de uma vez, em particular, quando estava fazendo uma transação gigante de um dos clientes mais importantes e alto executivo de uma das maiores empresas brasileiras. A gerente de investimentos da conta, que trabalhava na mesa comigo e era responsável por fazer as transações financeiras (compra e venda de ativos) para aquele cliente, estava fora. O outro gerente responsável pelo cliente não trabalhava com transações financeiras, cuidava dos outros aspectos.

Ele queria fazer a transação financeira o mais rápido possível para satisfazer o cliente e estava passando mal, de tanto estresse e pressão. Com a ausência da minha colega, pediram para que eu o ajudasse. Eu com um barrigão, acho que perto dos oito meses de gravidez. Por alguma razão, não lembro qual exatamente, existiam muitas dúvidas sobre a transação. Haviam mudado o pedido algumas vezes e eu estava sem confiança de que as pessoas envolvidas sabiam o que era necessário fazer. Depois de muita discussão, ficou mais claro o que precisava ser feito. Mesmo assim, quando apertei o botão para comprar, lembro-me de ter sentido a descarga de adrenalina e estresse andando pelas minhas veias. Recordo também que fiquei até meio mole após terminar. O estresse foi tanto que meu colega foi levado para a enfermagem e depois ao hospital, onde ficou por alguns dias, pois teve um burnout, e eu fui fazer uma caminhada para pegar ar fresco. Nunca vou esquecer aquele dia.

Tanto estresse, burnout ou ansiedade acontecem porque nossa mente está constantemente focada em um futuro imediato do qual não temos controle. Porém, se aprendemos a focar no presente, conseguimos responder às situações de forma mais consciente, e não somente reagir ao que acontece. Claro que esses são os frutos de um comportamento consistente. Por isso é importante meditar diariamente, nem que seja por três minutos.

Uma das meditações que eu gostaria de compartilhar com vocês, eu usei em um momento de muito estresse e conflito interno na minha vida. Já praticava Kundalini Yoga por um tempo e ela foi fundamental para que eu pudesse superar aquela fase tão difícil. Quando decidi não voltar para a minha carreira corporativa, tive de enfrentar resistência de todos os lados, e principalmente das pessoas mais próximas de mim. O fato de que elas não apoiaram a minha decisão e, de uma forma ou de outra, tentaram fazer com que eu desistisse da ideia não foi por mal, mas por medo. Medo de que tudo desse errado, medo da minha derrota, medo de que eu perdesse boas oportunidades de carreira. Mas eu não tinha medo, eu confiava que o Universo queria que eu realizasse esse trabalho. Eu estava vivendo um conflito interno muito grande.

E esta meditação foi essencial para que eu continuasse a minha caminhada:

Resolvendo conflitos internos

Ensinada em outubro de 1979.

Foco

Os olhos ficam quase totalmente fechados (90%), com uma pequena fresta para entrar luz.

Mudra

Coloque a palma das mãos abertas no peito, com os dedos uns de frente para os outros e polegares apontados para cima.

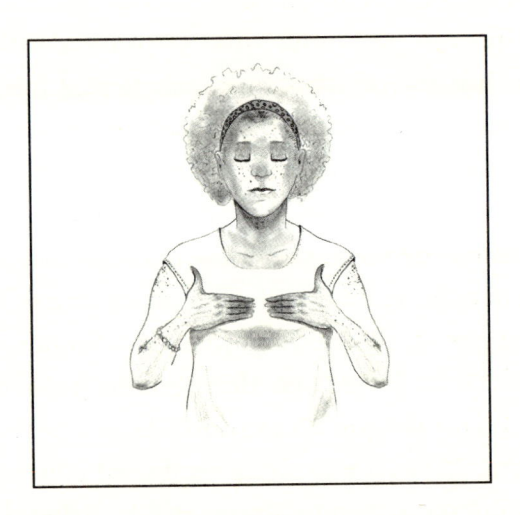

Respiração

A chave desta meditação é focar a atenção na respiração.
Inspire profunda e completamente por 5 segundos.
Expire completamente por 5 segundos.
Segure a respiração com o pulmão vazio por 15 segundos.
Durante a suspensão da respiração, contraia umbigo e abdômen.

Duração

Comece com 11 minutos e aumente gradualmente até 31 ou 62.

Comentários

Este exercício é uma terapia da antiguidade. Nós estamos frequentemente confusos e presos em impasses que acontecem quando os bloqueios internos deixam a nossa visão turva, não nos permitindo pensar e agir de forma clara. É nesses momentos que o Prana da mente, ou energia, é espalhado e distribuído de maneira desestabilizada, irregular.

Este exercício de respiração segura o pulmão vazio três vezes mais do que o pulmão cheio. Então, o corpo sente falta do Prana em partes vitais do corpo, fazendo com que rapidamente ele o reorganize e redistribua em resposta a essa ameaça. As fibras prânicas se estendem e recanalizam o Prana para formar uma nova ordem, trazendo clareza e potencial de ação.

Seu computador interno consegue calcular os recursos totais que possui e também o nível do desafio e, assim, formular uma estratégia e usar a mente e o corpo eficientemente. Esta meditação resolve muitos conflitos e é um reflexo automático para sobreviver. Conflitos internos são o resultado do excesso ou da desestabilidade do Prana.

No meu canal do YouTube, postei essa meditação com o título: "Exercício de respiração para acalmar a mente e relaxar (adeus, ansiedade)".

As próximas duas meditações prescritivas são: uma para desestressar e resolver problemas antigos com familiares e outra para acalmar e cuidar do chacra do coração.

Dissolvendo estresse e limpando conflitos do passado

Ensinada em 18 de novembro de 1991.

Postura

Sente-se em posição fácil (pernas cruzadas) com a coluna ereta.

Mudra

Junte as mãos no centro do peito, mas deixe somente a ponta dos dedos se tocarem e apontarem para cima. As palmas das mãos não se tocam.

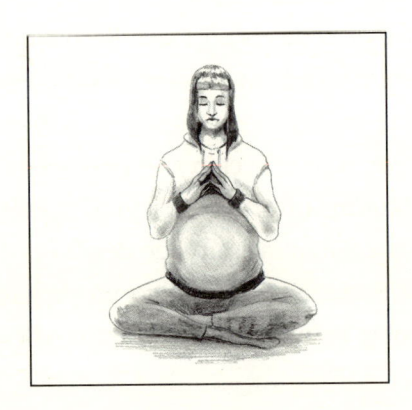

Foco
Foque os olhos na ponta do nariz.

Respiração
Respire 4 vezes por minuto da seguinte forma: 5 segundos inspirando, 5 segundos segurando a respiração, 5 segundos soltando o ar.

Duração
11 minutos ou até você sentir que o estresse aliviou.

Sobre esta meditação
Ela é especialmente usada para lidar com situações estressantes e problemas antigos com familiares. Também é útil para resolver fobias, medos e neuroses. Pode remover pensamentos antigos que inquietam no presente e levar situações difíceis do presente para soltá-las nas mãos do Infinito.

Eu compartilhei essa meditação no meu canal do YouTube com o título: "Aula de Kundalini Yoga para iniciantes – meditação guiada para acabar com as brigas na família".

Meditação para acalmar o coração
Ensinada em setembro de 1981.

Postura
Sente-se em posição fácil (pernas cruzadas) com a coluna ereta e o queixo levemente para trás.

Foco

Deixe os olhos fechados ou olhe para a frente com uma frestinha dos olhos aberta.

Mudra

Ponha a mão esquerda no centro do peito, também chamado de chacra do coração. A palma da mão fica aberta no peito e os dedos ficam paralelos ao chão, apontando para a direita. Faça gyan mudra com a mão direita (ponta do dedo indicador tocando a ponta do polegar). Eleve a mão direita como se estivesse fazendo um juramento. A palma dela fica para a frente e os dedos que não estão em gyan mudra ficam apontados para cima. O cotovelo fica relaxado ao lado e com o antebraço perpendicular ao chão.

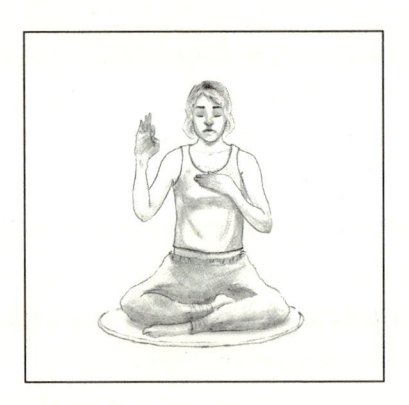

Respiração e visualização

Concentre-se no fluir da respiração. Regule cada parte dela conscientemente. Inspire devagar e profundamente pelas narinas. Depois pause a respiração e eleve o peito. Segure a respiração o máximo que puder.

Solte o ar lenta e gradualmente até o final. Quando tiver terminado e não houver mais nada para sair, segure o pulmão vazio o máximo que puder, mas não a ponto de ficar desesperado por ar.

Duração
Continue nesse ritmo, fazendo respiração lenta e profunda, de 3 até 31 minutos.
Em classe, experimente fazer por 3 minutos.
Se você tiver mais tempo, experimente fazer 3 vezes de 3 minutos com um intervalo de 1 minuto de descanso, para fazer um total de 11 minutos.
Praticantes avançados podem aumentar gradualmente até 31 minutos e praticar concentração e rejuvenescimento.

Para finalizar
Inspire e solte o ar de maneira bem forte e profunda três vezes. Relaxe.

Comentários
A casa apropriada para o Prana (força vital) é nos pulmões e no coração. A mão esquerda fica naturalmente na casa do Prana, criando uma quietude profunda. A mão direita fica com uma mudra receptiva e relaxada, trazendo paz interior. A posição como um todo traz ao praticante uma sensação de tranquilidade. Tecnicamente, cria um ponto de quietude no centro do coração.
Emocionalmente, essa meditação dá uma percepção clara sobre seus relacionamentos com os outros e consigo mesmo. Se você está chateado no trabalho ou em um relacionamento,

faça essa meditação de 3 a 15 minutos antes de decidir como agir. Depois siga o que seu coração disser. Fisicamente, ela fortalece os pulmões e o coração.

Essa meditação é perfeita para iniciantes. Abre sua consciência para a respiração e condiciona os pulmões. Quando você segurar a respiração ao máximo (lembre-se de que não é para segurar a ponto de ficar desesperado por ar), tanto na hora de inspirar quanto na de soltar, isso precisa ser feito de forma gradual, pois a próxima parte deve ser feita com calma.

Eu compartilhei essa meditação no canal com o título "Aula de Kundalini Yoga para quem nunca praticou (nível zero)".

3. Supere medos e barreiras invisíveis

Nossa sociedade não nos ensina a educar a mente, então eu falo sempre para a minha filha que nós precisamos fazer isso. A primeira vez foi quando ela, aos 4 anos, sozinha, descobriu que a mente dela não é ela em si e que volta e meia essa mente "fala" o que não deve. Foi até uma situação engraçada. Era dezembro de 2018 e, por um momento, a deixei na banheira enquanto cuidava do Mateo. Quando eu voltei, ela me disse: "Ela tá dizendo, mamãe, que eu sou boba, que eu sou chata e feia". Como fui pega de surpresa, perguntei: "Ela quem, Isabela?". E, com aquela carinha, ela me olhou e disse: "Minha cabeça, mamãe". Fiquei até meio sem saber o que dizer por um breve momento. Depois entendi que aquela pequena voz interna, a nossa mente, começa a nos influenciar desde uma idade tão nova, criando medos, barreiras invisíveis e pensamentos negativos.

Como explicar isso para uma criança de 4 anos? Bem, na hora me veio uma maneira divertida. Eu disse: "Isabela, foi a mente que te falou essas coisas. Ela é como se fosse um cachorrinho pequenininho, que ainda não sabe onde fazer xixi e cocô. Então fica falando essas coisas. Mas, por isso, minha filha, você tem que ensiná-la desde já que ela não pode fazer xixi e cocô onde quer, não". E ela na hora já perguntou: "Como fazer então?". Foi aí que começamos a cantar mantras antes de dormir todas as noites.

Durante toda a minha vida, tive pensamentos ruins e achava que o pior sempre iria acontecer. Na maioria das vezes, nada acontecia. Na verdade, eu nem tinha razões para pensar desse jeito. Tive tantas conquistas na minha vida que de fato eu poderia ser mais positiva. Mas nós somos programados desde muito novos; minha mãe era assim e minha avó também. Eu não estou aqui culpando ninguém. Todas elas fizeram o melhor que puderam. As pessoas mais próximas sempre me falavam: "Imagina se você não tivesse conseguido tudo o que conseguiu, como você pensaria?". Na verdade, tudo acontece exatamente como tem que ser para que nós, ao longo da vida, possamos superar e evoluir. O que todos precisamos é das ferramentas para transformar um aspecto negativo (uma dificuldade) em um aspecto positivo (uma lição).

Bem, durante o treinamento de Kundalini Yoga, em uma das aulas, um professor visitante mencionou que ele também era assim. Que, durante grande parte da vida dele, foi atormentado por pensamentos negativos que o levaram a ter feridas profundas. Então falou da meditação que faz continuamente para superar esse hábito: Dissolvendo negatividades.

Quando eu fiz essa meditação pela primeira vez, eu chorei. Meus olhos, assim que eu comecei a cantar o mantra, começaram a lacrimejar. Eu fiz essa meditação por muitos dias seguidos e, sempre que estou triste ou me sentindo para baixo, faço de novo ou, se não der para fazer, pelo menos escuto o mantra Aap Sahaa-ee Hoaa. Eu notei que, se eu preciso mudar a maneira como estou pensando, a melhor coisa que posso fazer é escutar mantra (Man é "mente" e Tra é "onda, veículo, corte"), pois ele tem esse poder de cortar os pensamentos mais negativos. Experimente.

Dissolvendo negatividades

Ensinado no dia 25 de abril de 1997.

Postura e mudra

Sente-se em posição fácil (pernas cruzadas), com a coluna ereta. Dobre o dedo anular e o mindinho na palma das mãos, segurando com o polegar de cada mão. Deixe os dedos indicadores e o dedo maior esticados para cima, lado a lado. Cada mão fica cerca de 60 centímetros afastada do rosto, com a palma para a frente e os dedos apontados para cima. O antebraço e os dedos não ficam diretamente em frente, mas em um ângulo de 30 graus para os lados. As mãos ficam na altura do rosto. Os cotovelos ficam dobrados, mas não ficam grudados no corpo, afastados cerca de 30 centímetros. O peso dos braços fica com os músculos abaixo das axilas. Isso permite que elas abram para "respirar" e sejam estimuladas.

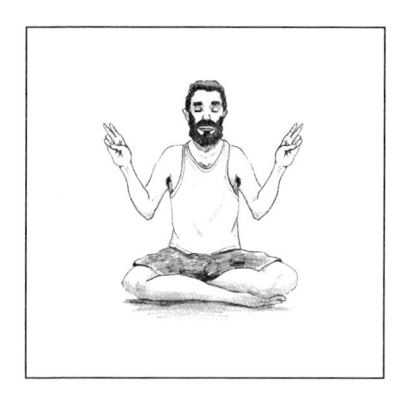

Mantra

Aap Sahaa-ee Hoaa, Sachay Daa, Sachaa Dhoaa, Har Har Har. Nessa aula, Yogi Bhajan usou a música da Singh Kaur. Cante junto com a gravação, trazendo a voz do umbigo.

Condições

Para que surja o efeito desejado, quando cantar Har Har Har, que foneticamente fica Râd, bata com a língua atrás dos dentes incisivos e no céu da boca, ao mesmo tempo que contrai o umbigo em cada repetição. Isso fará pressão na Energia Kundalini, mexendo na base da coluna.

Foco

Os olhos focam na ponta do nariz ou ficam fechados, você pode escolher. Se decidir olhar para a ponta do nariz, com o tempo o terceiro olho ficará pesado como chumbo, mas, se conseguir aguentar, ele abrirá.

Duração

27 minutos ou menos. Eu fiz por 11 quando pratiquei essa meditação na minha Sadhana.

Finalização

Inspire profundamente. Segure a respiração por 23 segundos e concentre na área do umbigo até o topo da cabeça (chacra da coroa ou shashaaraa). A distância do umbigo ao topo da cabeça é de, aproximadamente, 70 centímetros. Solte o ar com força, como um fogo de canhão. Repita isso mais duas vezes, segurando a respiração somente por 5 segundos. Relaxe.

Comentários e efeito

Esta meditação dissolve a negatividade, distancia inimigos e remove vibrações negativas.

As axilas são o exaustor do cérebro. Por isso o suor delas é tão diferente do suor do resto do corpo. Se não suam, você terá dor de cabeça. Se não gosta do odor, use óleo de sândalo nelas. O cheiro será melhor e o cérebro ficará fresco.

Se você fica fisicamente impotente, receberá uma injeção para corrigir a situação, mas, quando fica mentalmente impotente, você fica inútil. Aí não consegue tomar conta de si mesmo, do seu futuro, do seu meio, da sua sensibilidade.

Esse mantra eleva sua energia para o shashaaraa, a flor de lótus de mil pétalas, o chacra da coroa. Esse mantra significa: "O Verdadeiro Deus desceu como o Verdadeiro Ajudante para elevar a sua Verdade". As três partes Har representam "O Pai, o Filho e o Espírito Santo", ou seja, os três aspectos Divinos, "Bhrama, Vishnu e Mahesh (Shiva)". Esse mantra abre você para que o Universo abra para você. É uma boa pechincha.

No meu canal do YouTube, fiz essa meditação com o título: "Meditação guiada para afastar energias negativas da sua vida".

4. Atraia coisas boas, por que não?

Quando comecei a entender como a minha realidade depende do meu estado mental, entendi que, quando estamos passando por dificuldades, uma parte de nós está atraindo aquelas situações. Entendi que, para sair desses momentos difíceis, é preciso ter responsabilidade sobre aquela situação e, literalmente, limpar o nosso campo energético. Mas eu sei que nem todo mundo pensa assim. Algumas pessoas encaram as dificuldades pensando: por que isso acontece comigo? E sentem que não há nada que elas mesmas possam fazer para mudar a situação.

Independentemente do tipo de pensamento que você tem, o kriya "Limpando seu corpo sutil" irá ajudar. Ele limpa o seu campo energético, fazendo com que você aumente a sua vibração e atraia coisas boas. Acredito que escrevi este livro por causa dessa meditação. Foi durante o período em que estava fazendo essa meditação por 40 dias para limpar meu campo magnético para atrair coisas boas que atraí a ideia dele.

No meu canal do YouTube, fiz a meditação a seguir com o título: "Meditação guiada para limpeza energética (remova negatividades e impurezas do seu corpo)".

Limpando seu corpo sutil

Ensinada no dia 11 de outubro de 1996.

Postura e movimento

Sente-se em posição fácil (pernas cruzadas), coluna ereta, queixo levemente para dentro. Deixe os braços abaixados ao lado, mas sem tocar o chão, com a palma das mãos para cima. Mova os braços para cima, até que as mãos cruzem alguns centímetros sobre a cabeça. Os braços formam um arco ao redor dela. Isso é, na realidade, a sua "auréola". A mão esquerda fica na horizontal, com a palma para baixo, tocando a mão direita, que também tem a palma para baixo. Os polegares não se tocam. Retorne à posição inicial. O movimento deste kriya é feito no ritmo do Tantric Har, CD da Simran Kaur Khalsa.

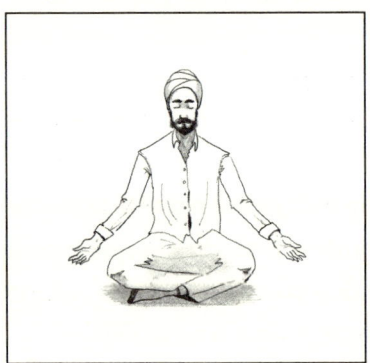

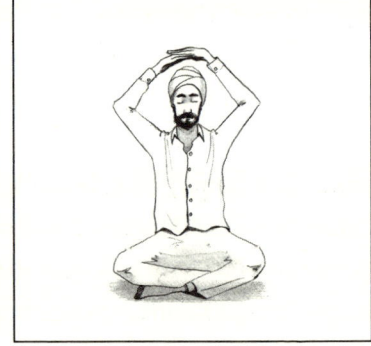

Respiração

Faça um "O" com a boca. Inspire por ela no momento em que levantar os braços acima da cabeça quando escutar o "HAR". No próximo "HAR", solte o ar também pela boca e abaixe os braços para a posição inicial. Continue esse movimento ritmicamente com a canção. Use o umbigo e o diafragma para soltar o ar fortemente. Mantenha a inspiração e a expiração igualmente poderosas e fortes.

Duração

Inicie esta prática fazendo 11 minutos. Quando você conseguir fazer por 11 correta e poderosamente, sem ficar sem ar, pode estender a prática para 22. Após muito tempo de prática, o tempo máximo para este kriya é de 33 minutos.

Para finalizar

Entrelace os dedos, estique os braços acima da cabeça e mantenha os cotovelos esticados. Inspire e segure a respiração entre 10 e 15 segundos. Durante esse tempo, alongue de um lado ao outro sem separar as mãos. Alongue o quanto conseguir. Solte o ar. Repita essa respiração e essa sequência mais duas vezes.

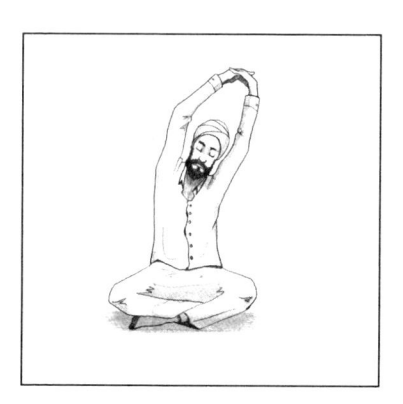

Projeção e proteção do coração
Ensinada em fevereiro de 1975.

Esta meditação, que eu aprendi e pratiquei durante meu treinamento, sempre fez com que eu me sentisse bem. Me faz sentir rodeada com uma energia pura e divina e me deixa segura. Muitas vezes, quando estamos enfrentando desafios, ficamos com medo do que os outros vão pensar, dizer ou fazer. Essa meditação também ajuda a atrair amigos na mesma vibração e isso é sempre bom, né? Então vamos lá:

Postura
Sente-se em posição fácil (pernas cruzadas), com o queixo levemente para dentro.

Mudra
Deixe as palmas das mãos juntas no centro do coração em posição de oração. Os polegares cruzados.

Mantra, respiração e movimento
Cante o mantra Mangala Charn da seguinte maneira:
Aad Guray Nameh.
Estique os braços como mostrado na imagem a seguir.

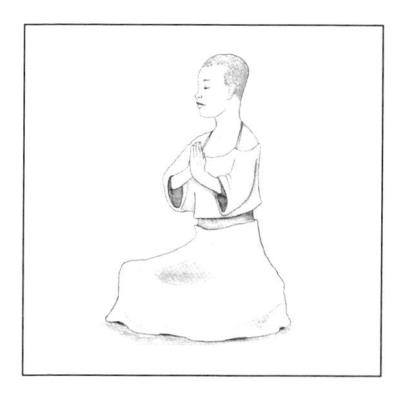

E os braços retornam ao centro do coração enquanto você canta Jugaad Guray Nameh.

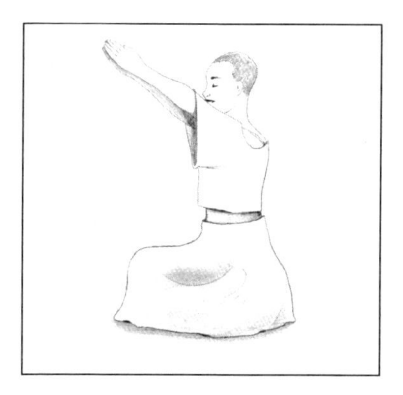

E novamente estique os braços enquanto canta Sat Guray Nameh.

Retorne as mãos ao centro do coração enquanto canta Siree Guroo Dayvay Nameh.

Projete a mente conforme canta. A extensão completa dos braços é cronometrada junto com o canto.

Duração

Continue por 11 minutos, adicionando 5 minutos por dia até chegar a 31.

Comentários

Essa meditação lhe dará uma personalidade encantadora e magnética, com muitos amigos inesperados. O mantra Mangala Charn rodeia você com um campo protetor magnético de luz. O significado do mantra é:

Aad Guray Nameh – Eu reverencio a sabedoria inicial.
Jugaad Guray Nameh – Eu reverencio a verdadeira sabedoria através das eras.
Sat Guray Nameh – Eu reverencio a verdadeira sabedoria.
Siree Guroo Dayvay Nameh – Eu reverencio a grande sabedoria invisível.

No meu canal do YouTube, fiz esta meditação com o título: "Poderosa meditação para proteger seu coração de todo mal".

5. Vença a dor crônica: liberte-se da raiva e do ressentimento

Hoje eu sou muita grata a toda dor crônica que eu sofri no passado. Foi por causa dela que estou aqui hoje. Acho essencial reconhecer e agradecer essas lições que a vida nos traz. Eu tinha raiva do meu pai porque não entendia como alguém poderia abandonar uma filha, mas a verdade é que nós não sabemos verdadeiramente o que leva uma pessoa a fazer o que ela faz.

Existem infinitas possibilidades do porquê, e eu não quero justificar nem diminuir as consequências do que as pessoas fazem. Porém, para as pessoas que sofrem as consequências desses atos, como eu, cultivar a raiva e o ressentimento faz mal principalmente para nós mesmos. Aprenda a perdoar. Aprenda a entender que a outra pessoa também tem medos que, por mais insignificantes que você acredita que sejam, podem ser monstros enormes e invencíveis na perspectiva dela. Todos os seres vivos buscam a felicidade e evitam a dor. Mas, muitas vezes, tentando não sofrer mais, causam dor aos outros.

Aqui, compartilho dois kriyas que me ajudam muito a lidar com raiva, ressentimento e também amor-próprio. O primeiro (Se livrando da raiva) é um kriya bem ativo, que consegue trazer raivas que guardamos no centro do nosso ser e das quais nem lembramos mais. Já o segundo (Criando amor-próprio) é essencial para quem carrega também ressentimento.

Quem tem muita raiva no coração não consegue ter amor--próprio. Aprender a ter amor incondicional por si mesmo é crucial para a evolução da sua consciência. Quando iniciei meu curso de formação, fiz muito o kriya "Criando amor--próprio", pois entendi que, para elevar minha consciência, tinha de superar a raiva que existia dentro de mim. Acredito que ainda tenho raiva para liberar, mas já estou bem melhor.

Se livrando da raiva

Este kriya foi feito para remover forçadamente uma raiva que demoraria anos para ser liberada.

Se você fizer esse kriya por um longo período, a raiva interna que se manifesta em sua personalidade de várias formas irá desaparecer, sair e transmutar, pois, com a saída dela, você entrará em um estado de êxtase.

Postura 1 e movimento

Posição de Luta.

Sente-se com a coluna ereta e feche as mãos em punhos bem apertados. Comece a "socar" o ar no centro do corpo, na região do terceiro chacra, sem deixar os punhos baterem ou encostarem no corpo. Os antebraços irão cruzar na altura do peito. Quando eles cruzarem com força, cante HAR poderosamente (lembre: foneticamente, se diz "Rûd" e significa "Infinito" ou "Primeira Essência Divina"). Contraia o umbigo quando cantar e bata a língua atrás dos dentes da frente e no céu da boca no final do som. Continue com o movimento com os punhos. Soque com toda a sua força, e todo o seu corpo irá mexer.

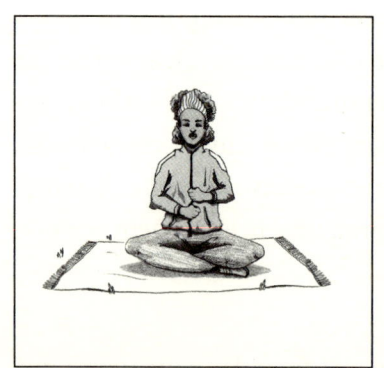

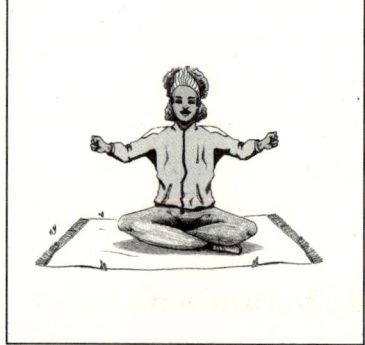

Duração

Cante poderosamente por 7 minutos.

Para finalizar

Inspire profundamente. Faça com que os punhos fiquem duros como aço na frente do peito. Segure o ar de 10 a 15 segundos. Repita isso mais duas vezes. Depois relaxe.

Se quiser, você pode escutar a versão Tantric HAR da Simran & GuruPrem durante essa parte do exercício.

Postura 2 – Meditação para acalmar

Sente-se com a coluna ereta. Feche os olhos. Traga as duas mãos ao centro do peito, palmas abertas uma em cima da outra. Entre em uma meditação calma e profunda. Confie, sinta e imagine a não existência. Deixe-se ir. Todo o poder e a energia liberados serão substituídos pela sua própria essência. Você equilibrará sua energia. Continue nessa posição por 8 minutos. Inspire profundamente, solte o ar completamente e relaxe.

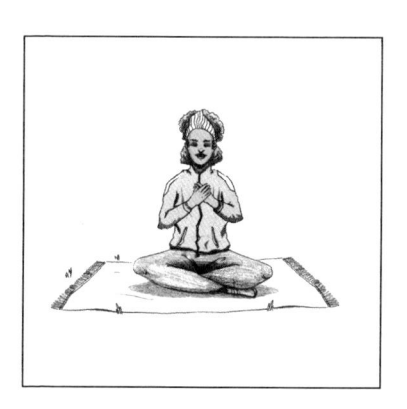

No meu canal do YouTube, fiz esse kriya e o vídeo se chama: "Liberte-se das tristezas, raivas e mágoas".

Criando amor-próprio ou Adi Shakti Reverso
Ensinada no dia 4 de abril de 1994.

Na minha experiência, esse kriya foi essencial para me soltar, desapegar da raiva que sentia. Passei por um momento intenso, em que fui a três aulas diferentes em uma semana e, em todas elas, foi feito esse kriya. Eu estava precisando tanto dele que o Universo me deu de presente. Quando temos raiva dentro de nós, fica muito difícil cultivar amor-próprio. Aprender a se amar incondicionalmente é essencial para essa evolução. Eu já pratiquei esse kriya muitas e muitas vezes, pois entendi que é necessário no processo de elevar a consciência. Além disso, todos nós sempre temos raiva para soltar, então esse kriya é uma ótima ferramenta para saber.

Ele consiste em três posições que devem ser feitas seguidas uma da outra, em um total de 17 minutos.

Postura 1 (Adi Shakti Reverso)

Sente-se de pernas cruzadas com a coluna ereta. A palma da mão direita fica cerca de 15 a 20 centímetros acima do centro do topo da cabeça. A palma da mão direita fica para baixo, como se estivesse abençoando a si mesmo. Essa posição corrige a sua aura. O cotovelo esquerdo fica dobrado com o antebraço perto das costelas. A palma da mão esquerda fica aberta e para a frente, abençoando o mundo.

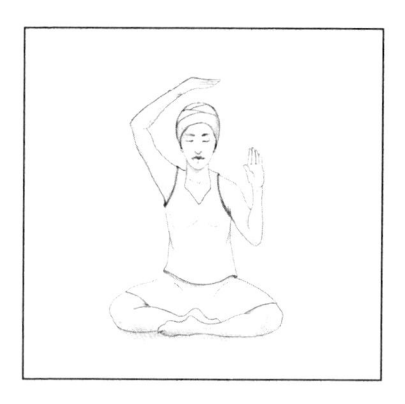

Foco

As pálpebras ficam fechadas, com os olhos focados no centro do queixo (centro lunar)[28]. Respire lenta e profundamente com a intenção de amar a si mesmo. Se possível, faça um ciclo de respiração por minuto da seguinte forma: 20 segundos inspirando, 20 segundos de pausa, 20 segundos soltando o ar. A respiração de 1 minuto é bem desafiadora e não espero que você consiga fazer de imediato. Sugiro simplesmente uma respiração com três partes iguais. Por exemplo: 5 segundos inspirando, 5 segundos de pausa e 5 segundos soltando o ar. Aos poucos, você vai aumentando o tempo.

Duração

11 minutos. Inspire profundamente e vá diretamente para o próximo exercício.

---

28   Centro lunar, ou pontos lunares: são áreas no nosso corpo físico que são afetadas pela energia da Lua. Os homens têm um centro lunar e as mulheres têm um total de doze centros lunares.

Postura 2

Estenda os braços em frente e paralelamente ao chão, com a palma das mãos para baixo. Estique ao máximo.

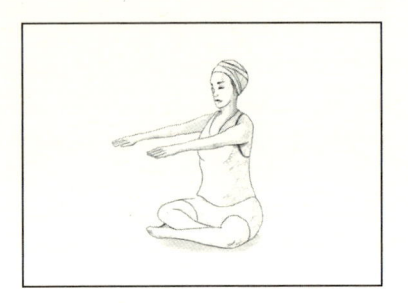

Foco

As pálpebras continuam fechadas e os olhos continuam focados no queixo. Respire lenta e profundamente.

Duração

3 minutos. Inspire profundamente e vá direto para o próximo exercício.

Postura 3

Estique os braços para cima, com a palma das mãos para a frente. Deixe os cotovelos esticados.

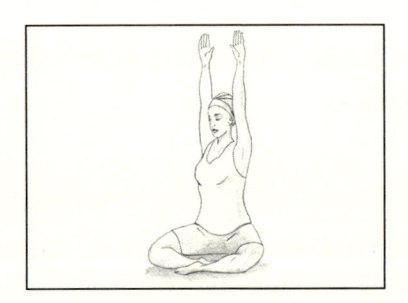

Foco

As pálpebras continuam fechadas, os olhos no queixo e a respiração lenta e profunda.

Duração

3 minutos.

Para finalizar

Inspire, segure a respiração por 10 segundos enquanto alonga os braços mantendo-os elevados (tente alongar de forma que os glúteos saiam um pouquinho do chão) e contraia todos os músculos do corpo. Solte o ar. Repita essa sequência de finalização mais duas vezes.

Sobre esse kriya

O primeiro exercício é chamado de Adi Shakti Reverso, no qual você está mental e hipoteticamente se abençoando. Esse ato afeta e corrige o seu campo magnético. Fazer esse exercício pode ser muito dolorido se você for uma pessoa zangada. Autoajuda é muito difícil para as pessoas muito zangadas. Após fazer o exercício por 5 minutos, os músculos irão começar a doer se a sua dieta for ruim. O gosto na boca irá mudar se você respirar corretamente.

O segundo exercício irá beneficiar tudo entre o pescoço e o umbigo. Irá fortalecer o coração e abrir o centro do coração.

Não deixe que o medo controle seu comportamento, aprenda a se amar incondicionalmente e o medo irá se desmanchar aos poucos.

6. De dentro para fora: superando a depressão

Era uma quinta-feira cedinho, em julho de 2014, quando comecei a ter contrações. Já estava com mais de quarenta semanas e minha pressão subiu. Foi um caso raro de pré-eclâmpsia que se iniciou no dia do parto e perdurou por muitas semanas. Até remédio para controlar a pressão eu tive que tomar por um mês e meio. Além do problema de pressão, de ter que ser internada por mais três dias após o nascimento da Isabela para ser monitorada e não ter convulsões, eu também sofri depressão pós-parto. Sou eternamente grata à minha mãe e à minha sogra que estavam comigo em casa e me deram todo o suporte psicológico do qual precisava para passar por aquele momento lindo, mas também muito sombrio. Fui a uma psiquiatra regularmente, mas, como a Isabela era recém-nascida e eu tinha minha mãe e uma babá sempre comigo, acabei não tomando nenhum remédio.

Acredito que a depressão junto com a ansiedade são o mal deste século. Mesmo sem ter utilizado Kundalini Yoga durante o momento em que sofri depressão, já que ainda desconhecia a prática, acredito que ela pode auxiliar como tratamento paralelo para a depressão e outros problemas psicológicos. Mas é fundamental ter acompanhamento médico e psicológico.

Em Kundalini Yoga, acreditamos que a depressão acontece quando a pressão de fora para dentro, ou seja, do mundo em si, é maior que a pressão de dentro para fora; nossa força vital, ou Prana, está enfraquecida. Há alguns anos, eu aprendi com um professor uma definição muito legal, na qual ele disse que depressão é quando a mente passa muito tempo presa ao passado e a ansiedade é quando a mente fica presa ao futuro. Esse sentimento desempoderador acontece quando não focamos no momento presente.

A seguir, compartilho uma prática de Kundalini Yoga que é considerada o antídoto para a depressão. Lembrando que, para qualquer meditação ou kriya ter efeito, é necessário ter praticado por longos períodos. Kundalini Yoga pode, sim, ajudar na sua recuperação. Lembre-se de que você não está sozinho, de que é possível tirar lições desse momento tão difícil e de que nada é permanente.

Meditação para recarregar você totalmente

Ensinada em outubro de 1979.

Postura

Sente-se com as pernas cruzadas e o queixo levemente para dentro (jalandhar bandh).

Mudra

Estique os dois braços à sua frente, paralelos ao chão. Feche os dedos da mão direita, faça um punho e deixe o polegar apontado para cima. Mantenha os cotovelos esticados, mova os punhos para o centro e os dedos da mão esquerda devem cobrir os dedos da mão direita. Mantenha os dois polegares apontados para cima e ajuste as mãos para que eles se toquem. As pontas dos polegares formarão um "v".

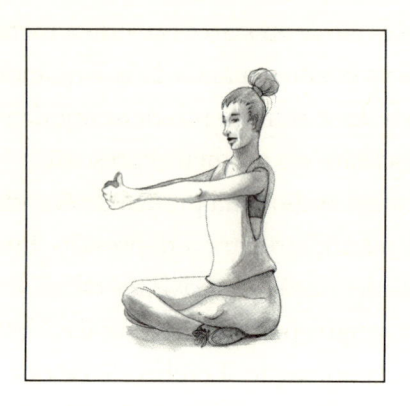

Foco

Os olhos focam nas unhas dos polegares e no "v" formado entre eles. Olhe através do "v" como uma mira, olhando ao mesmo tempo distante e perto.

Respiração

Inspire profundamente até encher os pulmões por 5 segundos. Solte o ar completamente, esvaziando os pulmões por 5 segundos. Pause a respiração com os pulmões vazios e fique imóvel por 15 segundos.

Duração

Continue fazendo esse ciclo de respiração de 3 a 5 minutos. Com a prática e o passar do tempo, você pode fazer essa meditação por até 11 minutos. Não faça mais que isso.

Comentários

Esta meditação pode ser a base de uma Sadhana (prática diária espiritual). Ela ajusta a projeção e o comando da respiração e melhora o seu calibre para que você alcance uma vida excelente. É conhecida por superar depressão tradicional e desânimo e fortalecer o sistema nervoso tremendamente.

Certifique-se de que você consegue fazer essa meditação perfeitamente pelo tempo escolhido. Se não conseguir, diminua o tempo e aumente gradualmente. Conforme aperfeiçoar a prática, poderá aumentar o tempo pelo qual segura o ar, de 15 a 60 segundos. Escolha a duração que acredita poder completar e aos poucos aumente até 11 minutos. Isso é o suficiente para inter-relacionar a projeção do Prana com todo o corpo prânico. Não faça por mais de 11 minutos.

Lembre-se de manter os cotovelos esticados. Se você se sentir tonto ou desorientado durante a prática, observe se está fazendo a suspensão de ar corretamente e se está com o queixo levemente para dentro (jalandhar bandh). Se estiver, peça a um amigo que cronometre o tempo, tenha um copo d'água em mãos e, se possível, faça uma massagem após a meditação. Eleve o seu sistema nervoso a outro nível. Quando ele estiver fortalecido, você sentirá uma nova estabilidade e confiança em si mesmo.

No canal, o nome do vídeo para essa meditação é "Meditação guiada para ansiedade e depressão: aula de Kundalini Yoga para iniciantes".

7. Boa noite e durma bem!

Eu raramente tenho problemas para dormir, mas imagino a frustração que é acordar às 3 horas da madrugada e não conseguir voltar a dormir. Ou ainda quando você deita e o sono não vem porque você não consegue desligar a mente.

Meus alunos sempre compartilham comigo suas dificuldades com a falta de sono, e a insônia atinge milhões de pessoas no mundo todo. Se hoje eu perco o sono, com Kundalini Yoga eu tenho várias ferramentas que me ajudam a voltar a dormir.

Como insônia é algo enfrentado por muita gente, já fiz vários vídeos no meu canal do YouTube. Aqui compartilho os que mais gosto:

Bandhana Kriya

Ensinado no dia 11 de abril de 1979.

Postura e mudra

Sente-se de pernas cruzadas, com a coluna ereta. As mãos devem ficar em posição de oração em frente ao peito. Quando as mãos se encontram no centro e neutralizam a energia prânica, chamamos de Bandhana (trancado para dentro) Kriya. As mãos precisam estar perfeitamente juntas, sem espaço para errar; cada dedo encaixado certinho, os polegares também, e as palmas das mãos bem pressionadas.

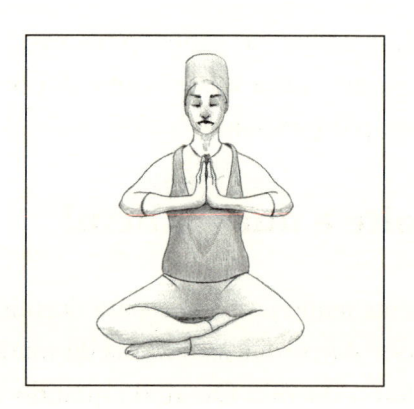

Foco e respiração

Deixe as pálpebras 90% fechadas, com uma frestinha aberta e os olhos focados no nariz. Inspire profundamente, segure a respiração e repita mentalmente Wha-hay Guroo 8 vezes. Solte o ar completamente e agora, sem deixar o ar entrar, com o pulmão vazio, repita novamente Wha-hay Guroo 8 vezes. Mantenha o mesmo ritmo e velocidade.

Duração

Continue por 31 minutos, mas, se não tiver esse tempo disponível, faça o que der com 3 ou 11 minutos, por exemplo, que são ciclos completos.

Este é o kriya mais simples, mas muito poderoso. Você terá uma experiência maravilhosa e, ao final, será até difícil separar as mãos.

Em Kundalini Yoga se diz que o Bandhana Kriya é esplêndido e simples de fazer. Se você resolver fazer este kriya todas as noites, mudará o seu destino, porque ele traz a neutralidade das tattvas[29]. Além disso, é recomendado escutar o Kirtan Sohila após a meditação. É uma prece dos Sikhs, que você pode escolher fazer ou não. Como eu já falei, não sou Sikh, mas gosto muito da maneira como eles veem Deus ou a também chamada Consciência Pura. Em Kundalini Yoga, dizemos que a palavra Deus, que em inglês é God, é uma abreviação que significa Gerador, Organizador e Destruidor,

---

29   São os 5 elementos que nos compõem: terra, água, fogo, ar e éter.

que vai ao encontro dos três aspectos da divindade: Har, Hare e Hari[30], e da hindu: Brahma, Vishnu e Shiva[31].

Outras dicas antes de dormir:

- Antes de fazer as meditações, faça alguns alongamentos bem devagar, focando na respiração.
- Deite virado para o lado direito, assim você incentiva o ar a fluir mais pela narina esquerda. A narina esquerda é onde fica o nosso canal sutil chamado Ida, ou canal lunar, que contém a energia que acalma e tranquiliza nosso corpo e mente. A narina direita se chama Pingala, ou canal solar, que nos dá energia e clareza.
- Tente não comer nada pesado por pelo menos duas horas antes de dormir.
- Para os meus filhos terem uma boa noite de sono, uso uma gotinha de óleo essencial de lavanda no dedão do pé e massageio, coloco também um difusor com óleo essencial de lavanda por pelo menos uma hora e deixo que eles adormeçam escutando um mantra. Eles amam.
- Experimente fazer uma oração antes de dormir. Não é necessário seguir regra alguma, simplesmente abra seu coração.

---

30   Ciclo da criação. Har representa a semente ou o potencial da criatividade, da criação; Hare é o fluir dessa força de criação; e Hari é a manifestação da criação.
31   Esses três deuses hindus são responsáveis pela criação, manutenção e destruição do mundo.

8. Mente sã, corpo são: metabolismo, boa alimentação e sistema imunológico

No mundo de hoje, no qual as pessoas estão sempre preocupadas em manter a forma, muitas vezes não fazem isso para si mesmas, mas para os outros. A sociedade impõe padrões de beleza que as aprisionam. É importante ressaltar que a Kundalini Yoga não acredita em padrões de beleza externa. Kundalini Yoga quer transformar a beleza interior, quer que você traga o brilho do Infinito que habita dentro de você para fora.

Porém, considerando que a nossa sociedade não tem o costume de cuidar das emoções e da mente, vemos como as pessoas hoje comem suas emoções, literalmente falando. Pelo fato de não sabermos lidar com nossas emoções, pelos estresses do dia a dia, com a mente sendo nossa mestra, e por existir uma indústria pouco interessada em manter a saúde das pessoas, acabamos nos alimentando muito mal.

Se você começar a praticar Kundalini Yoga, aos poucos irá notar que sua alimentação irá melhorar, faz parte do processo. Eu passei por ele e foi um caminho de um ano em que aprendi quais comidas me fazem sentir bem e como elas impactam a minha clareza mental. Eu passei por uma revolução nutricional. Neste capítulo, eu compartilho com vocês um pranayama e um kriya que podem ajudar você na sua caminhada. O pranayama "Restrição à alimentação compulsiva", assim como o kriya "Ajustando o fogo do corpo para melhorar a digestão e auxiliar a perda de peso", nos ajuda a melhorar o metabolismo e lidar com as emoções para cultivar uma alimentação mais saudável.

Esses dois exercícios foram ensinados no meu canal do YouTube no vídeo com o nome: "Aula de Kundalini Yoga – Como melhorar seu metabolismo e entrar em forma".

Restrição à alimentação compulsiva

Ensinado em 1979.

Postura e respiração

No momento em que a vontade compulsiva de comer afetar você, sente-se na posição fácil, com a coluna ereta. Feche a narina direita com o polegar da mão direita. Inspire profundamente pela narina esquerda e segure a respiração ao máximo (conte os segundos). Solte o ar pela narina esquerda e, quando todo ele sair, fique com o pulmão vazio pelo mesmo tempo que ficou com ele cheio.

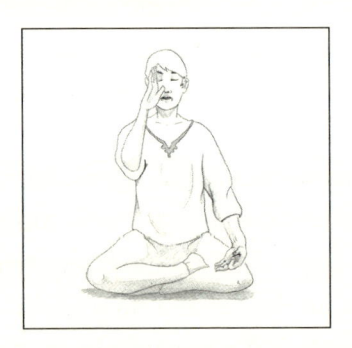

Duração

Continue nessa ordem por 31 minutos, mas, assim como em outras meditações ou pranayamas longos, você pode diminuir o tempo. Minha sugestão é de pelo menos 11 minutos. O efeito pode não ser tão poderoso, mas irá ajudá-lo.

Comentário

90 dias consecutivos praticando essa respiração de 31 minutos por dia pode cuidar dos casos crônicos. Mas não exagere. A respiração deve ser longa e profunda, mas sem fazer pressão no diafragma. Ela faz com que o hemisfério esquerdo do cérebro tome o comando e se projete contra o impulso de "eu tenho que ir comer".

Ajustando o fogo do corpo para melhorar a digestão e auxiliar a perda de peso

Ensinado no dia 31 de agosto de 1995.

Postura 1

Postura camelo: sente-se nos calcanhares, tente alcançar os tornozelos. Eleve o corpo e faça um arco com ele, deixando a cabeça ir para trás. Segure nesta posição por 11 minutos (1 a 3 minutos para iniciantes e aumente de forma gradual).

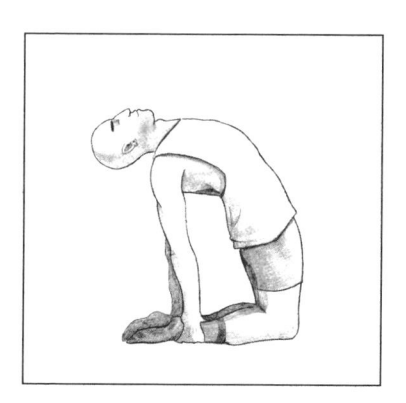

Postura 2

Postura rocha: sente-se nos calcanhares com as mãos descansando nos joelhos. Mantenha a coluna ereta. Segure nesta posição por 11 minutos (1 a 3 minutos para iniciantes).

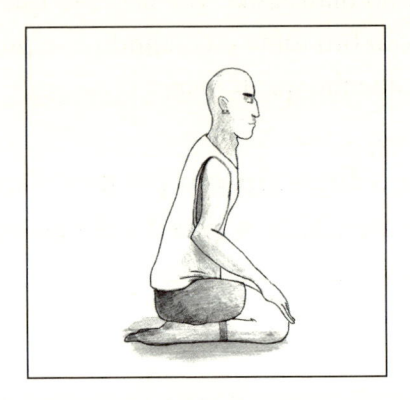

Postura 3

Postura de criança: da posição rocha, incline-se para a frente até a testa encostar no chão na frente dos joelhos. Se não for possível, coloque uma almofada para elevar o chão até você. Deixe seus braços e mãos com a palma para cima, relaxando no chão ao lado das pernas. Segure nesta posição por 11 minutos (1 a 3 minutos para iniciantes).

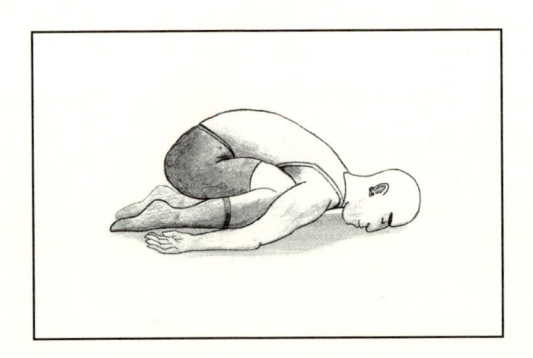

O elemento fogo que existe dentro de você te ajuda a digerir a comida, mas também a sua experiência no mundo. Cada pensamento, emoção e sensação precisa ser processado. Com o seu calor interior equilibrado, você irá viver melhor e com mais saúde.

9. Crie sua própria realidade, com propósito e prosperidade

Todos queremos uma vida mais próspera. Vejo o tempo inteiro, no Instagram, correntes de afirmações pedindo dinheiro. Para muita gente, prosperidade é a financeira. Mas, do ponto de vista Yogi, a prosperidade vai muito além disso.

O Universo, o Cosmo, o Infinito querem te dar tudo o que você precisa para encontrar a felicidade. O que muitas pessoas não entendem é que, para ter prosperidade de verdade e completa, elas precisam viver seu propósito de vida, o seu Dharma.

No caos da vida moderna, nós ficamos tão preocupados com manter ou elevar o estilo de vida que escolhemos carreiras quase sempre com base na remuneração financeira. A competição é tão estressante que buscar o que amamos fica em segundo plano, infelizmente. O que descobrimos ao longo da vida é que muitos de nós, aos poucos, começam a sentir um vazio por dentro. A vida moderna faz com que nos preocupemos, colocando nosso foco no aspecto financeiro primeiro. Isso tem consequências profundas no nosso ser.

Em yoga, existem quatro buscas fundamentais para uma vida, que devem ser seguidas nesta ordem: Dharma (propósito), Artha (prosperidade), Kama (prazer) e Moksha (libertação). Para você descobrir o seu Dharma, é preciso educar a mente, fazê-la ser seu servente, e não seu mestre. Assim, você consegue escutar a sua intuição, que está diretamente ligada à sua alma. Se esse trabalho é feito, prosperidade será uma consequência.

Vivemos num mundo de opostos: para cada ação existe uma reação igual e oposta. O Universo quer que você seja feliz e tenha o que precisa, porém você também tem que cumprir a missão que se comprometeu a fazer aqui na Terra. Foque no seu propósito, confie que o Universo está aqui para te dar o suporte para realizá-lo. Uma vez iniciado esse processo, você verá que tudo irá se desenrolar de maneiras que não conseguia ver antes. A prosperidade virá, uma vez que começar a cumprir com o seu propósito. Depois você também terá a oportunidade de desfrutar os prazeres da vida e, ao final, encontrar a libertação dessa realidade, voltar para a tua casa de verdade.

Aqui duas meditações que me ajudaram e ainda me ajudam a encontrar soluções para os desafios apresentados no meu Dharma:

Limpando o seu corpo sutil

Essa prática é fantástica. Eu sugiro que você pratique por 90 dias consecutivos para limpar a mente e atrair oportunidades. Foi ensinada no capítulo 4 e é excelente para encontrar propósito e prosperidade.

Meditação da prosperidade II
Ensinada por Yogi Bhajan em 1996.

Postura
Sente-se na postura fácil, com o queixo levemente para trás (trava Jalandhar Bandh).

Foco
Os olhos focam na ponta do nariz, as pálpebras ficam só com uma frestinha aberta.

Mudra
Cotovelos ao lado, antebraços elevados em ângulo, com os dedos na mesma altura que a garganta. O início deste exercício é com a palma das mãos para baixo, com as mãos encostando no centro.

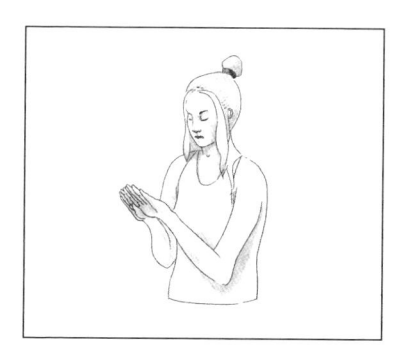

Movimento
Alterne os lados e bata os lados das mãos junto ao centro. Os dedos de Mercúrio (mindinhos) e montes lunares (localizados na parte baixa da palma) batem quando a palma das mãos está para cima. Quando ela está para baixo, os lados

com os dedos de Júpiter (indicadores) se tocam e os polegares se cruzam abaixo, com o direito abaixo do esquerdo.

Yogi Bhajan falou que ter os polegares cruzando dessa maneira é essencial para essa meditação.

Mantra

HAR HAR

Cante esse mantra durante toda a meditação, trazendo o som do umbigo e batendo a ponta da língua atrás dos dentes incisivos.

A música The Tantric Har da Simran & GuruPrem (disponível na internet, na Apple Music e no Spotify) é perfeita para acompanhar essa meditação.

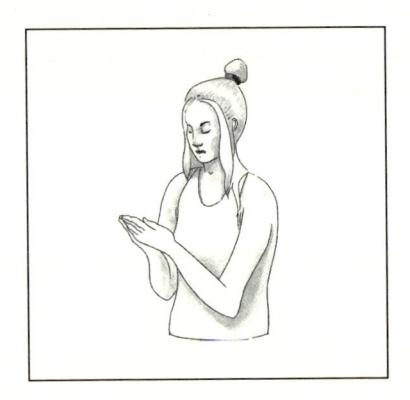

Duração

Continue por 3 minutos ou até 11, no máximo.

Comentários

Kundalini Yoga explica que a mão é como se fosse um mapa do nosso corpo. Essa meditação estimula a mente, mas também o centro lunar (região da palma da mão diretamente abaixo do dedo mindinho) e o dedo indicador, que é o dedo conectado com o planeta Júpiter. Estimular sua conexão com esses dois centros de energia (Lua e Júpiter) é como você pode conquistar a prosperidade.

No canal, este vídeo se chama "Meditação guiada para prosperidade em apenas 3 minutos!".

10. A mais valiosa e poderosa kriya de toda yoga

Eu participei de menos de 10 aulas de Kundalini Yoga antes de tomar a decisão de fazer o curso de formação com Gurmukh e Gurushabd em 2017. Lembro que, quando recebi a confirmação da minha inscrição, li que fazer 150 minutos de Sadhana antes das aulas começarem era obrigatório para receber o diploma. Tínhamos aulas todos os dias, das 5 da manhã até as 17 horas. Naquela época, eu nem sabia o que era Sadhana. Também não sabia a importância de fazer uma única meditação por 40 dias.

No segundo dia do treinamento, Gurushabd disse que ele já tinha escolhido qual seria a primeira meditação que nós iríamos fazer por 40 dias (para completar o treinamento, temos que fazer 2 meditações por 40 dias), além de 40 aulas completas, Sadhana e outros requerimentos. A meditação que ele escolheu foi a Sodarshan Chacra Kriya.

Existem cerca de 5.700 kriyas, meditações e pranayamas distintos em Kundalini Yoga, conforme ensinado por Yogi Bhajan. Como eu mencionei no início, três delas são fundamentais, essenciais: Sat Kriya, Kirtan Kriya e

Sodarshan Kriya. Dentre essas três kriyas, Sodarshan Chacra Kriya é o tesouro mais precioso.

A minha experiência com Sodarshan Chacra Kriya é inesquecível. Senti que foi uma purificação tanto da minha alma como do meu corpo físico. Nos primeiros 22 dias, quando eu fazia Sodharshan Kriya, eu suava como nunca suei antes. Chegava a escorrer suor pelo meu rosto. Após cada meditação, eu sempre escrevia em minhas anotações que eu sentia uma limpeza em diferentes aspectos, mas principalmente o físico. Foi muito estranho, mas, após o 23º dia, eu não suei mais. Outra coisa que aconteceu foi que, durante esses 40 dias, eu senti o meu diafragma abrir completamente.

Eu já fiz o Sodarshan Chacra Kriya por 40 e 90 dias consecutivos múltiplas vezes. Agora, enquanto eu escrevo este livro, estou praticando por mais de 1 ano essa kriya diariamente.

Eu diria que o Sodarshan Chacra Kriya, de tudo que eu compartilhei neste livro, é a prática que exige um pouco mais de experiência e capacidade pulmonar. Eu ainda não fiz um vídeo ensinando, mas devo fazer, eventualmente. Estou compartilhando, pois o efeito que eu senti foi imenso e eu diria que, de todas as práticas, foi a mais transformadora. Experimente e veja como você se sente, mas comece devagar.

Sodarshan Kriya

Ensinado em dezembro de 1990.

Postura

Sente-se na posição fácil, com a coluna ereta e o queixo levemente para trás.

Foco

Olhos quase fechados e focados na ponta do nariz.

Mudra, mantra e respiração

1. Feche a narina direita com o polegar da mão direita. Inspire devagar e profundamente pela narina esquerda. Suspenda a respiração e repita mentalmente o mantra WHA-HAY GU-ROO 16 vezes.

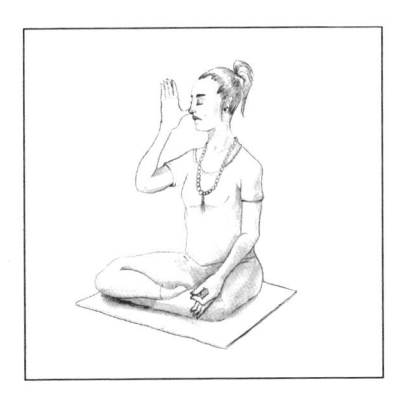

Contraia um terço da área ao redor do umbigo quando repetir Wha, um terço quando repetir Hay e o restante no Gu-roo, depois relaxe toda essa região. Repita o processo cada vez que repetir o mantra mentalmente.

2. Depois das 16 repetições, libere a narina direita. Feche a narina esquerda com o dedo indicador ou o mindinho e solte o ar devagar, até o finalzinho, pela narina direita.

Continue repetindo os exercícios 1 e 2.

Duração

Entre 11 e 31 minutos. Meditadores mais experientes podem fazer entre 62 e 150 minutos por dia.

Para finalizar

Inspire, suspenda a respiração de 5 a 10 segundos e solte. Estique os braços para cima e sacuda cada parte do corpo por 1 minuto para que a energia se espalhe.

Eu pratico escutando a versão Etheric Wahe Guru do Gurucharan Singh Khalsa, que está disponível no iTunes e no Spotify.

Comentário

Essa é uma das mais grandiosas meditações que você pode praticar. Ela tem um poder considerável de transformação. A identidade individual é reconstruída, dando uma nova perspectiva do seu "eu" a quem pratica. Ela retém a mente. De acordo com o Tantra Shastras, é mencionado que essa técnica pode purificar carmas passados e impulsos subconscientes que previnem que você se realize. Ela também equilibra as 27 facetas da vida e projeções mentais e dá poder prânico de bem-estar e cura. Estabelece felicidade interna e um estado de fluxo e êxtase. Abre o seu universo interior para se relacionar, cocriar e completar o universo exterior.

Dedique-se a essa prática com reverência e aumente sua dimensão, calibre, felicidade e entendimento. Ela te dará uma nova chance de recomeçar.

Foi explicado que, entre todos os 20 tipos de yoga, incluindo o próprio Kundalini Yoga, essa é a mais valiosa e mais poderosa de todas as kriyas. Sodarshan Kriya destrói todo tipo de negatividade, de sombras, e limpa o subconsciente como nenhuma outra.

11. Covid-19 e Kundalini Yoga: preparando-se para uma pandemia

Como já falei no início do livro, a Era de Aquário vai mudar a forma como vivemos, será transformadora. Apesar de ela ter começado perto do ano 2012, 2020 tinha tudo para ser o ano de sua culminação. Não que a transformação acabaria em 2020, mas a mudança começaria de verdade. A razão é que, em 2020, acontecerão diversos aspectos astrológicos importantes e muito raros. Juntos, esses acontecimentos planetários irão transformar não só a próxima década, mas definir os próximos dois mil anos. A chegada da pandemia do coronavírus foi o começo dessa mudança.

A Covid-19 fez com que cada um de nós mergulhasse dentro de si mesmo. Um mergulho que muitos não queriam fazer. Eu e minha família saímos de Nova York no dia 15 de março, antes mesmo de o prefeito começar a quarentena, pois eu entendi que isso iria acontecer mais cedo ou mais tarde. Nós mudamos temporariamente para Chardon, Ohio, na casa dos meus sogros.

Depois nos mudamos para o subúrbio de Cleveland e estamos muitos felizes, mas foi uma grande mudança e de forma muito rápida. Somos gratos por termos tido meios para fazer uma mudança desse tipo, que veio de forma inesperada. Sei que muitas pessoas não tiveram a mesma oportunidade. Muita coisa ainda vai acontecer, mas com certeza este é um dos momentos mais difíceis pelos quais a humanidade já passou.

Eu entendi que o meu papel agora era o de compartilhar práticas que eu acredito que podem ter um impacto real na vida das pessoas de forma rápida. Compartilhei várias delas, que são muito especiais, e aqui vou compartilhar as três mais importantes.

Estimulador do sistema imunológico: respiração do Sol interior

Esta foi a primeira prática que ensinei na pandemia, pois ela fortalece o sistema imunológico. Como esse é um vírus novo, eu acredito que uma das melhores maneiras de combatê-lo é fortalecendo o sistema imunológico – dormir bem, cuidar da alimentação e lavar as mãos. Manter o corpo saudável, em homeostase, o ajudará a combater esse novo vírus.

Eu comecei a fazer esse pranayama em 12 de março de 2020 e ainda pratico todos os dias. Não sei por quanto tempo vou fazer, mas até agora eu gosto muito dele. Essa terapia imunológica ataca vírus e bactérias. A cabeça deve ser coberta com um lenço, pois pode causar dor de cabeça. Esse é um tipo de kriya tântrico. O sistema imunológico interage com o sistema nervoso central, as glândulas e as emoções.

A cada um de nós foi dada uma força para se encontrar com a vida e superar os desafios dela. Nós temos força moral, força mental, força emocional e força física. Todas elas estão conectadas. Nós bloqueamos a força quando experienciamos raiva, culpa, autodepreciação. Para estimular o sistema imunológico, devemos superar esses bloqueios.

O hemisfério direito do cérebro aloca as emoções negativas que nos levam à depressão e à baixa imunidade. Essa meditação estimula o sistema nervoso simpático e o hemisfério direito do cérebro, e assim eles se ajustam. Nesse processo você pode sentir várias emoções, pois as glândulas começam a se equilibrar. Não tem problema. Relaxe e continue até sentir que as emoções estão inertes. Então você se sentirá leve, energizado e esperançoso.

Com a prática diária, você poderá praticar até 31 minutos. Quando chegar nesse ponto, todo o seu sistema estará limpo e rejuvenescido. O sistema imunológico terá um vigor novo e não será bloqueado por conflitos internos:

Postura

Sente-se de pernas cruzadas, com o queixo levemente para dentro e cobrindo a cabeça.

Mudra

Traga a mão esquerda na altura do ombro, com a palma para a frente. O antebraço deve estar perpendicular ao chão. Faça Surya Mudra (quando o dedo anular toca no polegar). A mudra da mão esquerda pode escorregar durante a prática – mantenha-a estável. Faça um punho com a mão direita, pressionando a ponta dos dedos nas almofadas na base deles. Estenda o dedo indicador. Com o dedo indicador estendido, feche suavemente a narina direita. Concentre-se no ponto entre as sobrancelhas.

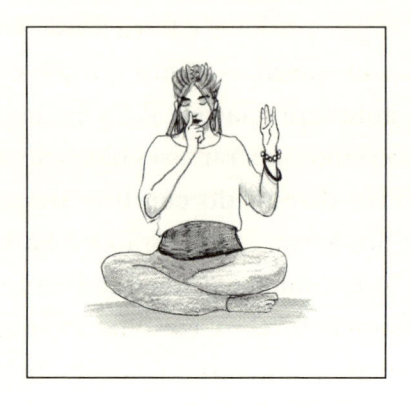

Padrão da respiração

Comece uma respiração de fogo poderosa e rítmica. Enfatize o pulsar do umbigo – o umbigo tem que se mover.

Mantra

Apesar de ser feito sem mantra, você pode usar um mantra que siga o ritmo adequado. Uma sugestão é o Sat Nam Wahe Guru de Singh Kaur.

Tempo

Continue por 3 minutos e muito gradualmente aumente o tempo para 5. O máximo é de 31 minutos.

Para finalizar

Inspire profundamente e suspenda a respiração. Enquanto ela está suspensa, entrelace os dedos (começando com o polegar direito mais acima) e coloque a palma das mãos em frente, a cerca de 35 centímetros do corpo, um pouco abaixo da garganta (diante da glândula timo). Tente separar os dedos com toda a força e crie uma tensão, mas não os separe. Quando não der mais para segurar o ar, solte. Repita mais 3 vezes. Na última vez, solte a respiração soprando através dos lábios virados para cima, com a língua curvada para trás no céu da boca. Isso selará o palato superior para cima. Relaxe.

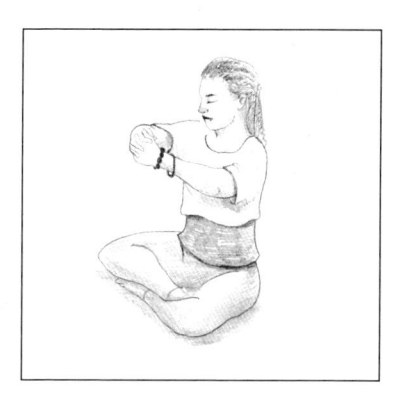

O vídeo desse pranayama no meu canal saiu com o nome: "Meditação para combater o coronavírus".

Acabe com o medo do futuro

Ensinado no dia 26 de outubro de 1988.

Eu ensinei essa meditação também no início da quarentena, pois o medo é contagiante. Felizmente, o amor consegue ser mais. No entanto, para sua realidade mudar, é necessário elevar a sua vibração. E foi isso que eu fiz quando compartilhei essa meditação no YouTube.

O nosso subconsciente guarda medos baseados em experiências do passado, projetando-os no futuro de forma consciente e inconsciente. Adicionalmente, muitos cientistas acreditam que podemos guardar no nosso DNA (código genético) experiências vividas pelos nossos antepassados de, possivelmente, mais de dez gerações[32]. Eles fizeram um experimento com vermes (Caenorhabditis elegans), no qual os expunham a uma temperatura elevada, traumatizando o verme e causando mudança no DNA. Essa alteração foi replicada por mais de dez gerações seguintes.

Eu aprendi na faculdade, e então levei a sério, que cerca de 94% do nosso DNA é inútil. Hoje, devido à minha experiência, acredito que quando não entendemos qual proteína o DNA produz e qual sua função em nosso corpo, é somente porque ainda não expandimos a nossa consciência o suficiente para poder compreender o seu verdadeiro propósito.

Postura
Sente-se de forma confortável.

Mudra
Deixe a mão esquerda aberta descansando na mão direita também aberta. Segure a mão esquerda com os 4 dedos da mão direita; o polegar da mão direita descansa no centro da palma da mão esquerda. O polegar da mão esquerda descansa em cima do polegar da mão direita. Os 4 dedos da mão direita apertam a mão esquerda gentilmente. Segurar a mão dessa forma traz uma sensação de paz e segurança.

---

32 Cientistas espanhóis publicaram um artigo sobre essa possibilidade em 2017 – Transgenerational transmission of environmental information in C. elegans.

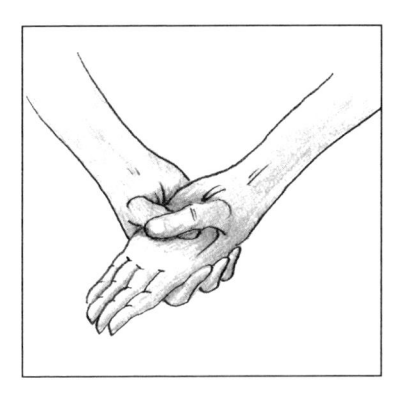

Agora tragas as duas mãos (segurando essa mudra) no centro do peito, onde fica o quarto chacra: o chacra do coração.

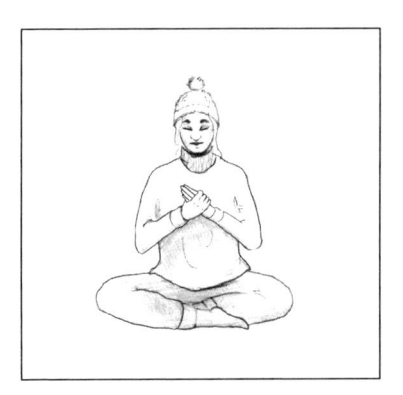

Mantra

Medite com sua versão favorita do Dhan Dhan Ram Das Gur. Simplesmente observe sua respiração e conecte-se com o mantra.

Duração

Comece fazendo por 11 minutos e vá aumentando aos poucos até 31.

Comentários

Essa meditação dissolve o medo do futuro que tem sido criado pelas suas memórias subconscientes do passado. Também te conecta com o fluxo da vida por meio do centro do coração.

"Os polegares cruzados ajudam a neutralizar os cálculos frenéticos da mente para evitar dor e medo. São esses cálculos feitos pela mente que produzem ansiedade e desconectam você da sua intuição e do seu coração." Gurucharam Singh Khalsa

Meditação de cura: Ra Ma Da Sa

Durante a pandemia do coronavírus, aconteceu uma conjunção astrológica entre Plutão e Júpiter. O planeta da destruição, morte e transformação encontraria o maior de todos os planetas no nosso sistema solar. Dia 4 de abril de 2020, em numerologia seria um dia 444 (2+0+2+0=4). O número 4 representa o chacra do coração e da mente neutra, que é o nosso quarto corpo. Dizem que o número 4 também está conectado com os anjos, ou seja, esse dia em particular seria de alta vibração. Então, algumas pessoas decidiram organizar uma meditação em massa, em nível global. Eu não conheço quem teve a ideia, mas decidi aderir a ela, pois entendia que, pela astrologia e pela numerologia, o dia seria altamente energético.

Nesse evento, então, eu resolvi ensinar a meditação para cura mais conhecida em Kundalini Yoga, chamada: Meditação de cura – RA MA DA SA (Siri Gaitri Mantra). Foi um evento ao vivo no YouTube chamado "A maior meditação da história – Coronavírus". A razão pela qual eu amo essa meditação é ela não ser simplesmente uma meditação para cura no sentido físico, mas também a cura da nossa alma, da nossa essência.

Postura

Sente-se na posição fácil, com a coluna ereta, e traga o pescoço levemente para trás.

Mudra

Encoste os cotovelos nas costelas e estenda os antebraços em um ângulo de 45 graus do centro do corpo. A palma das mãos deve estar para cima, com a palma e os dedos juntos e esticados. Não deixe a palma da mão fechar ou relaxar durante a meditação, deixe sempre esticada.

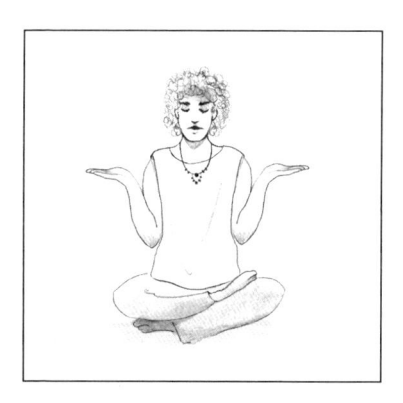

Mantra

O Siri Gaitri Mantra, que consiste em 8 sons básicos – Ra Ma Da Sa Sa Say So Hung –, é cantado da seguinte forma: Inspire profundamente, enchendo os pulmões completamente, e cante o mantra todo enquanto solta o ar. Quando cantar o som HUNG, contraia o umbigo com força e cante com força também. Encha o pulmão e cante um ciclo completo do mantra, soltando o ar conforme canta. Inspire profundamente e repita o ciclo. Mova devidamente a boca com cada som. Sinta a ressonância na boca e na área sinusal. Deixe a sua mente se concentrar nas qualidades e nas combinações dos sons.

Duração
Cante de 11 a 31 minutos.

Para finalizar
Inspire profundamente e segure a respiração enquanto oferece essa oração de cura, visualizando a pessoa que você quer curar (ou as pessoas, ou você mesmo, ou até o Planeta Terra) já saudáveis, radiantes e fortes. Imagine a pessoa cercada por uma luz branca, brilhante, pura, completamente curada. Após essa visualização, solte o ar e inspire profundamente de novo, segure a respiração e ofereça a sua prece. Então, eleve os braços e sacuda por alguns segundos, mexendo bastante as mãos e os dedos.

Comenvtário
Alguns mantras são como joias, e este é um deles. O Siri Gaitri Mantra é único e captura a energia radiante do Cosmos, assim como uma pedra preciosa capta a luz do Sol. Esse mantra pode ser usado para propósitos e ocasiões diferentes. Muitas meditações usam sua dinâmica interna. Se você obtiver a maestria de uma dessas práticas, será presenteado com cura e também consciência.

Esse mantra também é o que chamamos de Shushmuna Mantra. Tem 8 sons que estimulam o fluxo da Energia Kundalini no canal central (nadis) da coluna e dos chacras, também reajusta o corpo a um novo nível de energia e equilibra as 5 áreas de cada hemisfério do cérebro para assim ativar a mente neutra.

O mantra usa uma corrente de som que cria uma justaposição de energias.

RAA – energia do Sol: forte, brilhante e quente. Energiza e purifica.
MAA – energia da Lua: receptiva. Nutre, refresca.
DAA – energia da Terra (Gaia): segura e própria. Enraíza.
SAA – o Infinito Impessoal. O Cosmos em todas as suas dimensões abertas e expansivas em totalidade.

Quando o mantra repete o som SAA, há uma virada. A primeira parte do mantra está ascendendo e expande até o Infinito. A segunda parte gira em torno das qualidades mais sutis e sublimes, e cada som volta a enraizar o seu ser.

SAA – o Infinito Impessoal.
SAY – a experiência pessoal e em sua totalidade. A sensação sagrada de "vós". A personificação do SAA.
SO – a sensação pessoal da fusão e identidade.
HUNG – o Infinito vibrante e real. Quando SO e HUNG estão juntos, significam "eu sou vós".

Quando você canta este mantra, completa o ciclo de energia que circula no circuito dos chacras. Você cresce em direção ao Infinito, depois converte a conexão entre o finito e o Infinito no SAA. Por fim, a energia volta e personifica a inocência.

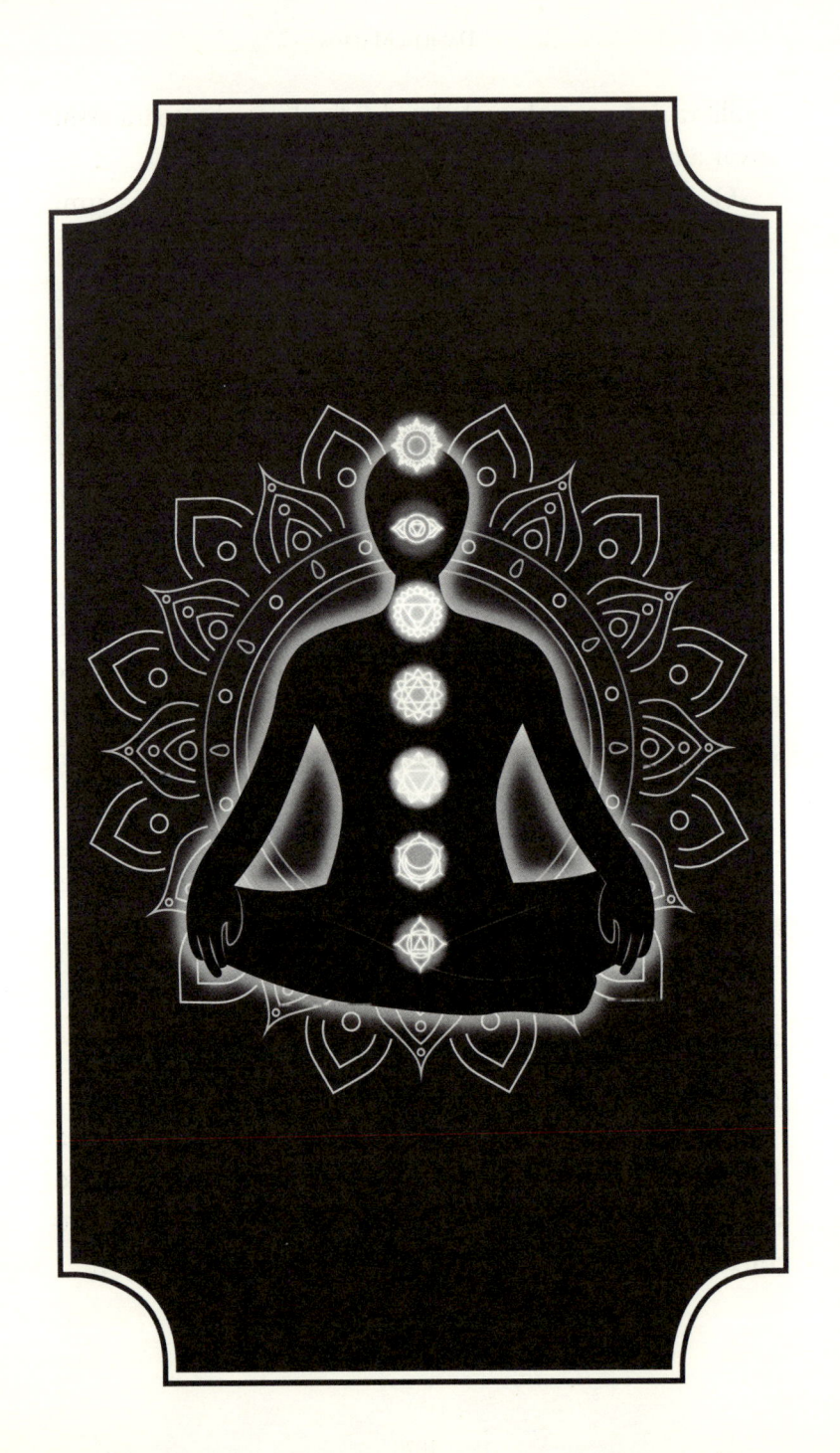

QUARTA PARTE: FINALIZANDO

Palavras finais

Desde que eu despertei, em 2016, sabia que iria escrever um livro, mas não sabia exatamente como fazer isso. Por muito tempo essa ideia me incomodou, pois eu não tinha ideia de por onde começar, então sempre a deixava de lado. Até que em um domingo à noite, dia 6 de outubro, eu estava olhando o meu facebook e vi uma colega falar que tinha escrito um e-book. Naquele momento, como um raio, num piscar de olhos, a estrutura inteira deste livro veio até mim. Pela primeira vez, eu senti que baixei algo, tive um "download" que me deu clareza de como este livro iria nascer. Eu realmente acredito que ele já existia no mundo sutil e agora está se manifestando nesta realidade.

Decidi que queria escrever em português primeiro, pois conseguiria me expressar melhor. Finalizei a primeira versão antes da minha viagem para o Brasil no Natal de 2019. Quando tinha quase terminado as traduções dos kriyas e meditações, comecei a busca por editoras e me dei conta de que seria muito mais difícil do que eu tinha imaginado, mas tentei não me preocupar. Sabia que este livro seria um presente para o mundo, pois é parte do meu propósito, e tinha de ser compartilhado. Quando me sentia desmotivada, buscava escutar ou ler o texto "Ter paciência compensa" de Yogi Bhajan.

Várias coisas aconteceram e o processo de lançar o livro, que eu achava que seria rápido, ficou parado no início de 2020. Fiquei muito frustrada, mas tentava sempre falar para mim mesma que existia uma razão para isso. Janeiro e fevereiro chegaram e eu não tinha nem sequer revisado, pois estava esperando alguns detalhes. Então veio o escândalo com Yogi Bhajan e, por um momento, achei que não deveria lançar, pois fiquei com as emoções à flor da pele. O tempo passou e, como falei no início, eu me recompus. Meu relacionamento com Kundalini Yoga evoluiu, ficou ainda mais forte e mais saudável. Conforme o choque inicial passou, eu entendi que meu livro é mais importante do que nunca. Por causa da minha experiência pessoal com os ensinamentos de Kundalini Yoga, consegui separar a figura de Yogi Bhajan de seus ensinamentos mais facilmente do que muita gente. Meu relacionamento com Kundalini Yoga amadureceu muito naquelas semanas e eu finalmente entendi o quão poderoso são esses ensinamentos.

Enquanto eu ainda trabalhava em mudanças no livro por causa das revelações sobre o Yogi Bhajan, o coronavírus chegou com tudo em Nova York. Pausei novamente os detalhes finais do livro enquanto saíamos de lá e nos adaptávamos à nossa nova realidade em Chardon, uma cidadezinha rural no interior de Ohio. Eu precisava desesperadamente de um lugar com espaço para as crianças. Entendo que muitas pessoas não tiveram a mesma oportunidade e envio amor e luz a todos que precisaram ficar em seus apartamentos pequenos nos grandes centros urbanos de todo o mundo. Após lançar alguns vídeos sobre como lidar com a pandemia, decidi que precisava adicionar isso no livro também. Durante os primeiros meses, a busca por editoras ficou parada, pois tive de focar no bem-estar da minha família e dar apoio a todos, ensinando Kundalini Yoga neste momento tão único na evolução da consciência coletiva. Apesar de às vezes eu me esquecer, lembre-se de que tudo o que estamos passando, toda a dor e todo o caos, são caminhos que cada um de nós deverá trilhar para criarmos uma nova consciência.

Eu acredito que, se você está lendo este livro, é porque chegou até aqui por uma entre duas razões. Uma é porque, dentro de você, mesmo que inconscientemente, você já sabe que existe uma maneira de viver melhor e segue nessa busca. Você sabe que, mesmo com todo o estímulo da vida moderna, estresse, pandemia e tantos outros desafios da Era de Aquário, você pode, sim, viver bem e ser feliz.

Outra é porque, apesar de eu sempre dizer que todo mundo pode praticar Kundalini Yoga, nem todo mundo se identifica com Kundalini Yoga. Eu lembro que no meu livro de formação tem uma parte que diz que o Kundalini Yoga chega até você, não é você que chega até o Kundalini Yoga. Ou seja, de alguma forma, alguma encarnação anterior sua estava conectada com a prática, e ela só voltou para você.

Eu acredito que a visão que tive na aula de Yoga Nidra, em agosto de 2016, foi como a Energia Kundalini chegou até mim. Literalmente, ela me buscou, me resgatou ou, melhor, ela voltou até mim. Sinto gratidão infinita por ter sido reconectada com a ciência de Kundalini Yoga, pois eu não sei como estaria vivendo hoje em dia se não fosse por ela. Eu sinto que Kundalini Yoga salvou a minha vida, me proporcionou viver minha vida de verdade.

Espero que este livro seja uma inspiração para você. Que minha história o inspire a praticar Kundalini Yoga para que você consiga alcançar o que já é seu desde o nascimento: sua felicidade. Lembre-se sempre de que, sim, você merece e consegue ser feliz; sim, você merece viver em harmonia e em paz consigo mesmo. E a melhor parte é que tudo isso está muito perto de você. Você não vai ter que comprar o carro do ano, ou a roupa da moda, ter barriga de tanquinho ou lutar contra o tempo fazendo tratamentos de beleza intermináveis para alcançar a felicidade. Você só precisa ser você mesmo, descascar cada camada que ainda cobre a sua alma, que não deixa você experienciar o Infinito que existe dentro de você.

Lembre-se também de que, a cada prática de Kundalini Yoga, você irá equilibrar os chacras, harmonizar os dez corpos e ainda limpar aos poucos essas camadas de medo, insegurança, traumas e tantas outras emoções negativas que estão literalmente grudadas em seu corpo físico, mente e alma. A prática de Kundalini Yoga não é algo que você faz só para o seu próprio bem, é um trabalho individual, mas que contribui com o coletivo, com toda a humanidade. Quanto mais pessoas curarem suas feridas, descobrirem e seguirem seus propósitos de vida, melhor será o mundo. Só assim vamos de fato evoluir como sociedade.

Com amor, muita luz e Sat Nam,
Daniela Mattos.

BIOGRAFIA

Sou natural de Criciúma, SC, Brasil, e aos 19 anos me mudei para Rochester, Nova York, para aprender inglês. Acabei ficando por lá e me formei em Biotecnologia pela Rochester Institute of Technology (RIT). Passei doze anos trabalhando em Wall Street na cidade de Nova York, na Bloomberg LP e na JPMorgan. Durante o período em que trabalhei no mercado financeiro, conheci meu marido Marko, casei e hoje tenho dois filhos: Isabela e Mateo. Entendo completamente como é estressante o caos da vida moderna e a luta diária para tentar conciliar a vida pessoal e ser uma profissional de sucesso.

Após o nascimento do meu segundo filho, tudo mudou. Passei por um período muito difícil, no qual tive que enfrentar muitos desafios pessoais. Nessa jornada, encontrei a Kundalini Yoga e me reconectei com a minha alma.

Fiz meu curso de instrutora de Kundalini Yoga (pelo KRI) com a renomada professora Gurmukh do Golden Bridge Yoga, em Nova York, e atualmente estou fazendo os módulos do nível 2 com a Gurmukh e o Guru Dharan. Também tenho certificação de yoga infantil pelo Radiant Child Yoga com a Shakti Khalsa, Reiki Usui Método Nível 1 e 2 com o

Mestre Reikiano Brian Brunius em Nova York. Fiz cursos completos de Astrologia para iniciantes e intermediários, empreendedores e Astrologia e Saúde com Rebecca Gordon em Nova York, e Bachelor of Science em Biotecnologia pelo Rochester Institute of Technology. Sou fluente em português, espanhol e inglês.

Atualmente, devido às mudanças que a pandemia nos trouxe, estamos morando em um subúrbio de Cleveland, cidade natal do meu esposo. Estamos vivendo uma vida mais tranquila, em uma casa bem maior que o cubículo de Manhattan, e agora temos o quinto membro da família, o Luigi, um cãozinho da raça Lagotto Romagnolo.

grupo novo século

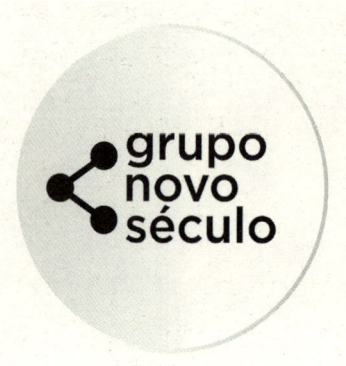

Compartilhando propósitos e conectando pessoas
Visite nosso site e fique por dentro dos nossos lançamentos:
www.gruponovoseculo.com.br

figurati

(f) Editora Figurati
(@) @figuratioficial
(🐦) @EditoraFigurati

gruponovoseculo
.com.br

Edição: 1ª
Fonte: Baskerville